セルライトがすっきり 美脚痩身術《そうしんじゅつ》

ナターシャ・スタルヒン

講談社+α文庫

はじめに

アンバランスなプロポーション、つまり上半身にくらべて下半身全体が太い、太ももだけが太い、ふくらはぎばかり目立つなど、いわゆる「下半身デブ」で悩んでいませんか。悩んでいるほどでなくても、「この脚をもう少し細くできたら、私の人生かわるのに」なんて思っているのではないでしょうか。

気になる下半身をどうにかしようと、ダイエットに励んだところで、一ミリだって減ってはほしくない胸のお肉ばかりが落ち、かんじんの太ももも、ふくらはぎもそのまんま。上半身の脂肪《しぼう》が落ちた分、下半身がよけい目立つようになってしまう。そんな、苦い経験ばかりしている女性たちがあまりにも多いような気がします。

ここ何十年かのあいだに日本女性のプロポーションは欧米人並みになってきました。しかも、食生活やライフスタイルの変化とともに、「セルライト」というありがたくない悩みまでうけついでしまったようです。

セルライトというのは、太もも、ふくらはぎ、お尻まわり、おなかなどの皮下脂肪組織が、水や油や汚物《おぶつ》をたっぷりふくんだスポンジのように肥大《ひだい》してしまう状態。外国人特有の太り方と思われていたのに、なんといまや、下半身太りの日本人女性のほとんどにみられるそうです。

「全女性の九五パーセントは、人生のどこかのステージでセルライトをかかえることになる」といわれます。現在、下半身デブで悩んでいる人はもちろん、いまのところは悩んでいなくても、冷え性であったり、むくみやすいという自覚症状があるなら、いますぐセルライト対策をはじめてください。時間がたてばたつほど、事態は悪化。下半身はみにくい脂肪にまとわりつかれて、にっちもさっちもいかなくなってしまいます。

セルライトを排除して下半身を細くしていくのと、「やせる」のとは根本的に違います。自分のからだが消費しているカロリーより、食べるカロリーをカットしていけば、一応、だれでも「やせる」ことはできます。でも、上半身は細いのに、下半身だけが太くなってしまった女性の場合、ダイエットをしたところで、脚はけっして細くなってくれません。

セルライトが発生してくるのは、なんらかの原因で血液やリンパ液の流れがスムーズにいかなくなるからです。この事実を無視してどんなことをしても、セルライトのない、スッキリした下半身づくりはできません。

本書では、①エクササイズ、②アロマテラピー（マッサージ、リフレクソロジー、リラクセーション）、③食習慣ということで、セルライトを排除し、下半身デブから確実に抜けだすための最強プログラムをわかりやすく解説しました。

これら三プログラムは、それぞれ単独でおこなっていくものではありませんが、プログラムひとつだけを実行しても効果はでます。一時的にむくみを改善し、みた目をスッキリさせればいいのなら、どれか気にいった、自分でとり組みやすそうなものを選んでチャレンジしてみましょう。

しかし、すでに下半身に定着してしまったセルライトをすっぱり脱ぎ捨てるためには、血液やリンパ液の流れをとどこおらせることになった原因をとり除くように、すべてのプログラムを併用していただきたいと思います。あなたをさんざん悩ましてきた「下半身デブ」から解放されるには、それしかないからです。

美脚痩身術の実践は第二章からです。第一章では、あなたのセルライト・レベルのチェックやセルライトの引き金要因などをみていきます。セルライトの発生メカニズムなどにも触れていますが、専門的なことに興味なければ、むずかしい部分は読み飛ばし、即実践に入っていただいてもかまいません。とにかく、一日も早く行動をおこすことがたいせつなのですから。

一人でも多くの女性たちが、本書によって、魅力的な脚線美を手に入れてくれることを心から願っています。

二〇〇三年五月

ナターシャ・スタルヒン

目次

第三章　アロマテラピーでしつこいセルライトを排除

第一章　なぜ、下半身ばかり太くなるの？

女性の八割がセルライトをかかえている

私自身が「セルライト」という言葉に出会ったのは、もう二十年以上前。三十五歳前後のスタイル抜群の米国人女性が、「セルライトをどうにかして！」と、当時私が東京の原宿でやっていた「部分やせ」専門のエステサロンに訪ねてきたときです。

ウエストはキュッと引き締まり、スカートからのぞく脚はスラッと長く、彼女にからだの悩みがあるとは思えませんでした。はじめて耳にする「セルライト」という言葉の意味すら想像できなかった私は、とりあえず「悩みのタネ」をみせてもらうことにしました。

スカートを脱ぎすてた彼女のおへそから下の状態を目《ま》のあたりにし、私の目は点に！　腰骨のあたりからひざの上までが、ただ太いというのではなく、表面がデコボコで皮膚《ひふ》にツヤやハリはなく、皮膚のすぐ下に巨大なスポンジを詰め込んでいるという感じで、古くなったマットレスを巻きつけているような状態でした。

そればかりか、その部分の皮膚は薄く、毛細血管《もうさいけっかん》が浮きでており、ちょっとの刺激ですぐに内出血するほど敏感でした。

その当時、サロンには下半身太りで悩む多くの女性たちが押しかけており、私自身、あらゆるタイプの下半身太りに対応できるノウハウをもっているつもりだったのに、このセルライトなるものには、まったくお手あげでした。

私は即アメリカに飛び、セルライト施術をしているサロンを訪ね歩き、文献を集め、読みあさりました。このときの経験が、『下半身がみるみるやせる』(一九八五年)という本を書くきっかけになったのですが、それから十八年後のいまになってやっと、セルライトは日本人女性の関心事としてマスコミでとりあげられるようになりました。それにしても、いまや、なんと日本人女性の八割がセルライトをかかえているというのですから、驚きです。

とはいえ、自分の下半身がセルライトに侵略されつつあるとは、夢にも思っていない人が多いのではないでしょうか。試《ため》しに二の腕のところをぐっとつかんで軽くねじってみてください。オレンジの皮のようなデコボコがあらわれるようなら、すでに立派なセルライト保有者です。デコボコにならなかったという人も、脚がむくむようなことはありませんか?

下半身を細くしたいと思っている女性のほとんどが、その程度の差こそあれ、脚にむくみを伴っています。「お肉が多くて、むくんでいるから」とか、「はれぼったさがどうしてもとれない」と、自覚している人がいる反面、脚にかなり異常なむくみがあるにもかかわらず、のんきに「脚にいやなお肉がつきすぎちゃって」などという人もいます。いずれにしても、むくみというのはからだにとっての異常事態。そして、セルライトの形成がはじまる、最初の大きなステップでもあるのです。

むくみは細胞間に余分な水分がたまる状態で、発生する要因はいくらでもあります。若い女性の場合、極端なダイエットで栄養失調になっている、歩くことが少ない、知らず知らずに肝臓《かんぞう》や腎臓《じんぞう》に負担をかけている、特定の栄養素の不足から水分代謝がうまくいかない、甲状腺《こうじょうせん》機能が低下している、精神的ストレスが強いなどの要因が考えられます。

女性は、脚がむくむという症状を深刻に考えない傾向にあるのですが、いまこの瞬間から、「やばい！　すぐになにかしなくちゃ！」という気になってほしいものです。一度セルライトの侵略を許してしまったら、あなたの下半身で増殖を続け、脚はますます太く、みにくくなり、それどころか、細くすることは至難《しなん》になってしまうのですから。

あなたのセルライトはどのレベル？

具体的になにをどうしたらいいのかは、次の章からお話しするとして、まず、あなたの下半身デブのセルライト度をチェックしておきましょう。

やり方は簡単。自分の正常な皮膚、皮下脂肪《ひかしぼう》をいっしょにつまみあげ、親指とそのほかの指のあいだでこすりあわせるようにしてみてください。皮膚も皮下脂肪組織もなめらかな感じがするはずです。今度は、セルライトがあると思う部位を同様にチェックしてください。たとえば、ひざのまわりとか、太ももですね。

鏡をつかうか、友達に手伝ってもらって、気になる部分をすべてチェック。セルライトがあれば、次のどのレベルかの症状にあてはまるはずです。セルライトのダメージは累積《るいせき》していくので、たとえばレベル4の症状がある人は、その前までの症状もすべてあてはまるはずです。

レベル1　目立った症状ナシ。傷やあざがなおりにくい

外見的な変化はまったくみられません。セルライトの形成がはじまりつつあることを暗示するサインとしては、ときどきむくむ、傷やあざがなおりにくいことくらいです。

全般的に微小循環《びしょうじゅんかん》や静脈《じょうみゃく》やリンパ管を通じての排液の速度がおそくなって、組織内の水分の停滞がはじまります。細動脈や毛細血管の血液の流れは極度に悪くなります。組織への血液供給は減り、有害物質が放出されて毛細血管を刺激し、炎症がおこってきます。リンパ液が組織内にたまりはじめ、血漿《けっしょう》タンパクが細い線維《せんい》のあいだに定着しはじめます。

レベル2　むくみが気になる。あざができやすい

むくみが気になってきます。栄養素の供給をうけられない毛細血管は切れやすくな

り、ちょっとぶつかっただけで内出血したり、フッと気がついたときにあざができていたりします。皮膚の色ムラがみられたり、親指と人差し指でつまんだ皮膚は厚く、若干《じゃっかん》やわらかく感じます。デコボコも多少確認できるようになります。

結合組織の損傷がはじまっているので、つまんで押さえたときに痛みを感じるかもしれません。

レベル3 皮膚がデコボコになるオレンジピール・スキン

組織内に停滞している水分量が、微細《びさい》なリンパ管の処理能力をこえてくると、皮膚をつままなくても、皮下に水分がたまっているのが確認できます。保持された水分は、毛穴や汗腺《かんせん》を押しあげ、皮膚表面はデコボコになります。この状態は、柑橘類《かんきつるい》の皮を思いおこさせるため、「オレンジピール・スキン」とよばれます。皮膚の細胞やコラーゲンをつくる細胞は酸素や栄養素が不足するため、肌のツヤもハリも完全に失われます。

レベル4　波うったようなマットレス・スキン

柔軟性を失った太い線維が脂肪細胞をメッシュ状にとりかこみ、水分を閉じ込め、編んだ縄のようにデコボコ状態をつくります。波うった状態はマットレスにたとえられ、俗に「マットレス・スキン」とよばれます。

リンパ液はほとんど停滞したままで、皮膚をさわると冷たく感じます。老廃物《ろうはいぶつ》・毒素《どくそ》も運びだしがとどこおり、血管などに損傷を与えます。セルライト部分では比較的太めの血管の損傷も確認できます。

レベル5　皮膚の温度差がわかるヒートアイランド現象

皮膚をさわってみると、全体的に冷たい組織のなかに、一部、熱く感じる部分があります。サーモグラフィをみると、セルライト組織内の温度差は一目瞭然《りょうぜん》です。

あまりにも混乱したセルライト組織内を血液は通ることができず、組織の外側を迂《う》回《かい》するようになります。あらたに血液が近くを流れるようになった組織の一部は、これ幸いとばかりに、自分のまわりにたまっている老廃物や毒素をいっせいに排出しようとします。

それに対応して、血管はめいっぱい太くなって毒素の処理を引きうけます。冒《おか》された組織の一部に多量の血液が集中することになり、全体的に冷たくなっている組織内に、島のように熱い箇所、「ヒートアイランド」をつくりだします。

レベル6　ハチの巣のようなハニカム構造

コラーゲン線維による脂肪細胞のカプセル化（包み込み）が進みます。血行が悪いため、脂肪は運びだされないのに、新たな脂肪はどんどん運び込まれてきます。脂肪はふえ、線維はますます太くなり、量もふえ、脂肪・水分・線維の巨大なハニカム（ハチの巣状）構造が形成されます。外科的な治療が必要になる、最終段階です。

日本人女性でまさかこのレベルまで到達している人はいないと思っていましたが、先日のテレビに出演していた女性の太ももをみて、ギョッ！「あっ、まずいものみちゃった」っていう感じでしたが、日本人もついにここまで……というショックは、そうとうなものでした。みなさんがこのレベルにまだ到達していないことをひたすら祈るばかりです。

判定　レベル別に対策を！

ここであげたような症状にまったく該当《がいとう》しなかった人は、喜んでください。あなたの下半身太りはふつうの脂肪の蓄積のみ。現時点では、脂肪組織はまだセルライトに侵略されていないようです。ただ、セルライトがなくても、つぎの章からお話しするプログラムはきちんと実行してくださいね。ちょっとしたことがきっかけでセルライトはスタートします。予防対策は万全にしなければなりません。

レベル1、2の症状はあるけど、それ以外のレベルの症状がないようであれば、細胞の障害はまだそれほど進んでいません。ご紹介するプログラムをきちんと実行すれば、効果は比較的早くあらわれます。

レベル3、4となると、改善までにそうとう時間がかかるのは覚悟《かくご》していただかな

セルライトは進行する！

セルライトは放っておいてもなおりません。
進行する前にケアをしたいものですね。

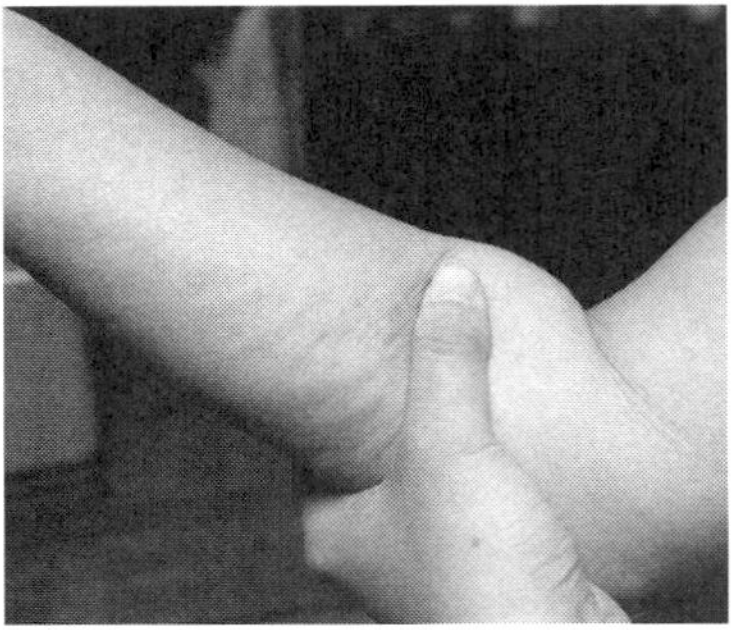

レベル2

腕　軽くねじってみて、オレンジの皮のようなデコボコがあらわれるようなら、おそらく下半身もすでにセルライトが進行しているはず。いますぐチェックして、改善策を！

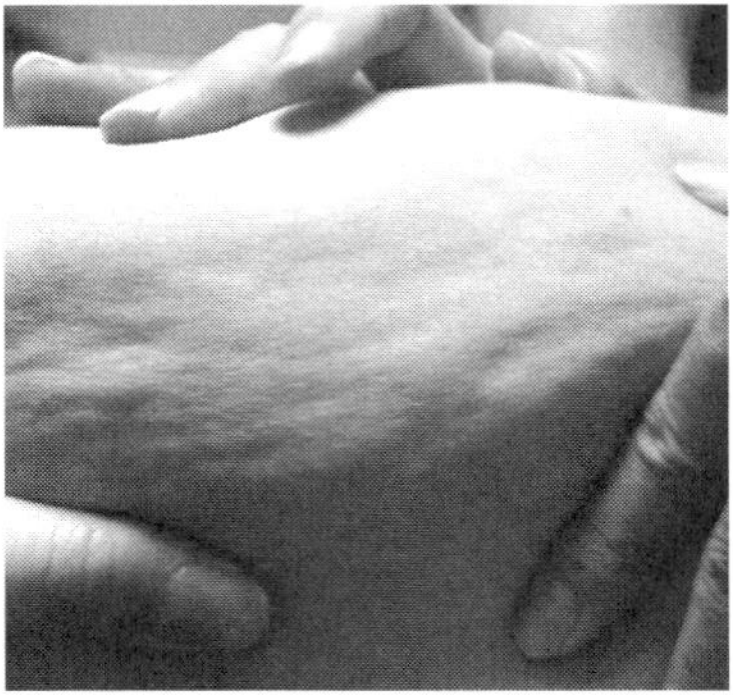

レベル2

太もも　手で押さえるとデコボコ構造があらわれます

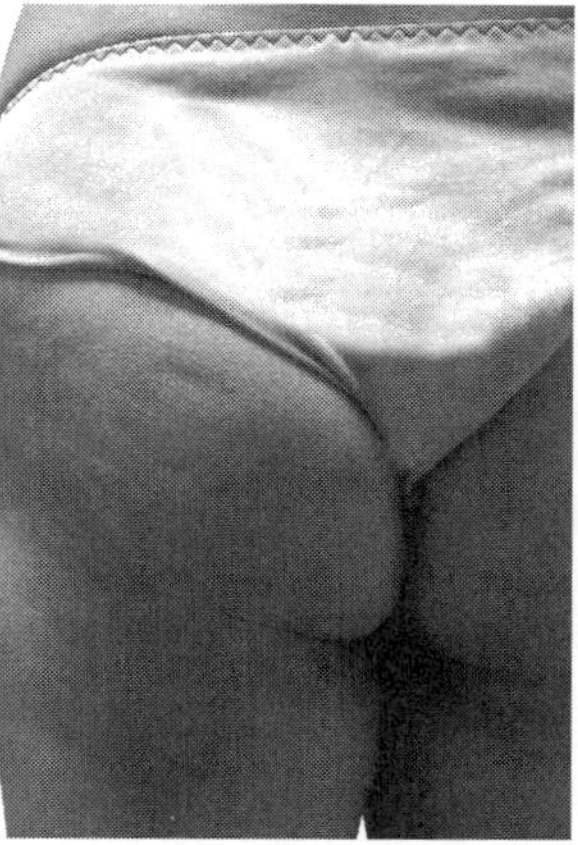

レベル3

お尻と太もも　手で押さえなくても、そのままで皮膚のデコボコ状態があきらか。このままではレベル4ももう間近！

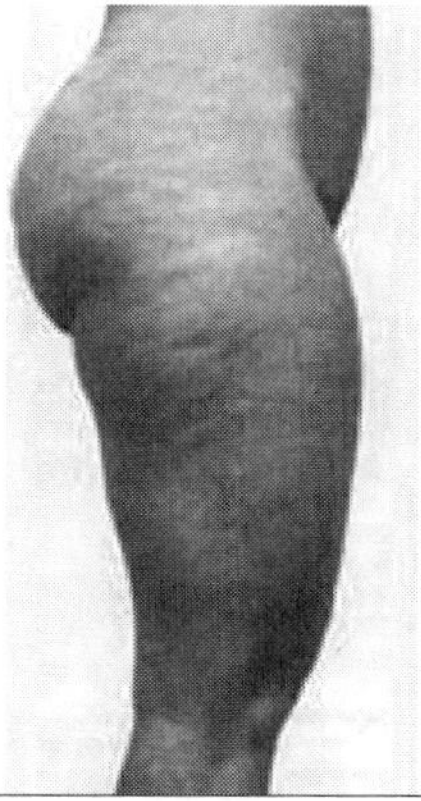

レベル4

お尻と太もも　ウエストまわりもひざから下も細いのに、お尻と太ももだけが異常に太く、まるでマットレスを巻きつけているみたいな状態

ければなりません。プログラムに真剣にとり組み、このレベルで進行をくいとめなければ、細胞へのダメージは大きくなります。また、この段階では正しいトリートメント（手入れ）をきっちりおこなわないと、セルライトの進行は一気に進みます。気をつけてください。

レベル5、6となると、ホームケアだけでの改善は無理で、専門家の助けが必要です。ただ、専門家にトリートメントをゆだねるにしても、この本でお話しするプログラムは並行しておこなってください。食習慣の改善をはじめ、エクササイズやアロマテラピーは、どのような場合においても基本中の基本です。

セルライトと脂肪はなにが違う？

セルライトは脂肪細胞の多い組織内で発達していきます。女性は基本的に脂肪を下半身にため込みやすいので、セルライトも下半身中心に進行、りっぱな下半身デブがつくられていきます。

ところで、セルライトと脂肪ってなにが違うのでしょう。セルライトは、じっさ

脂肪とセルライトはこう違う

脂肪	セルライト
男女両方	ほぼ女性のみ （肥満度の高い男性）
全身につく	太もも、お尻、おなかが中心
皮下と内臓まわり	表皮に近い部分のみ
単純に細胞が肥大化する	周辺組織を巻き込んで線維化
肥満度と比例	やせている人にもある
節食・運動で減らせる	節食・運動だけで減らない。 ほとんど小さくもならない
単純に脂肪が蓄積される	血行不良やむくみなどを促進。 悪循環になりふえていく

い、ほとんど脂肪です。でも、ふつうの脂肪組織ではありません。からだのいくつかの器官が正常に働かないためにダメージをうけてしまった脂肪組織なのです。

どんなに細いからだをしていても、皮膚のすぐ下には脂肪組織があります。そしてこの組織こそセルライトが形成される部分です。なぜセルライトみたいなありがたくないものが発生してくるかを理解するには、まず脂肪そのものがどのようなものなのか知らなければなりません。

私たちが食事から摂取《せっしゅ》した糖質《とうしつ》や脂肪の過剰分は、血液によって運ばれ、あとで必要になったときのために脂肪組織内の脂肪細胞に貯蔵されます。このとき、からだのどこの場所を選んで脂肪をしまい込むかは、性別、遺伝的体質、ライフスタイル、そしてホルモンバランスの影響をうけます。ほとんどの男性は「りんご形」で、おなか、心臓、消化管の周辺に脂肪をためます。一方、女性は「洋なし形」傾向になりやすく、腰まわり、お尻、太もものまわりに脂肪をため込んでいますよね。

さて、その脂肪細胞ですが、表面にレセプター（受容体《じゅようたい》）という、極微の装置がついています。じつは、これらのレセプターが脂肪の貯蔵と放出をコントロールしているのです。体内のメッセンジャーであるホルモンなどに反応して、脂肪細胞のドアを開けたり閉めたりして、脂肪をなかに入れたり外にだしていると思えばいいでしょう。

レセプターにはいくつかの種類があることがわかっています。脂肪を細胞内にとり込むのはアルファ2レセプター。これはインシュリンの刺激により、ドアを開けて血液中から脂肪をとり込みます。しばらく前に、「低インシュリンダイエット」なるものが大ブレイクしましたが、インシュリンの分泌が少なければ、このレセプターを刺激せず、脂肪がため込まれないわけですね。

逆に脂肪を血液へと放出するのはベータレセプター。甲状腺ホルモンやアドレナリンなどの刺激をうけると、脂肪を細胞から放出します。こうしたホルモンを刺激する物質をうまくつかえば、脂肪は脂肪細胞からどんどんとり除かれていく、ということです。

下半身は上半身の六倍、脂肪をため込む

どこに脂肪がつくか、どこから落ちるかは、いまお話しした、脂肪貯蔵レセプターと脂肪放出レセプターがからだにどのように配置されているかによって決まってきます。

女性の場合、ダイエットして落ちるのは上半身の脂肪ばかりで、下半身からはまったく落ちてはくれません。そしてダイエットをやめ、リバウンドして脂肪がふえるときには、かならず下半身から太くなっていきます。ダイエットを繰り返せば繰り返すほど、上半身ばかりが細くなり、下半身はますます太くなっていくことになります。

なぜこんなことがおきるのでしょう。そうです。ほとんどの女性の場合、脂肪貯蔵

レセプターは、からだのほかのどの部分よりも下半身に多く配置されているのです。

ある研究によると、下半身の脂肪細胞には、脂肪放出レセプター一個につき、脂肪貯蔵レセプターがなんと六個もあるといわれます。この分布は上半身の脂肪細胞においてはまったく逆。脂肪貯蔵に働くレセプターは一個しかないのに、脂肪放出レセプターは六個。つまり、下半身は上半身の六倍も脂肪をため込みやすく、上半身の六分の一しか脂肪を放出できないということです。

たとえば、七キロの脂肪を貯蔵するとなった場合、六キロは下半身、一キロは上半身の脂肪細胞におさまることになります。脂肪が七キロ落ちるとして、下半身からは一キロしか減らないのに、上半身からは六キロ減ることになります。ダイエットしてはリバウンドを繰り返しているうちに、すっかり体型がかわり、下半身デブになっていくというのは、こういうことが根底にあるためなのです。

下半身でも、とくにお尻、腰まわり、太もも、ひざの内側の脂肪細胞というのは、からだのどこの部分よりも貪欲《どんよく》に脂肪をため込み、放出は最小限におさえようとします。そして、まさにこうした部分にこそ、セルライトは発生しやすいのです。

脂肪の放出は、その組織を流れる血液量によっても大きな影響をうけます。血行がよければ、脂肪はスムーズに放出されますので、脂肪細胞からより多くの脂肪が運びだされます。セルライトがいったん発生すると、なかなか解消できないのは、セルライト組織では血液の流れが極端に悪くなってしまい、これが大きくマイナスに作用するからです。

冷え、むくみがセルライトを進行

「下半身をどうしても細くしたい」と、ごくふつうの女性たちとまったく同じ希望をもって訪ねてきた白山さん（二十九歳）。これまであらゆるダイエットを実践しては、失敗。エステのはしごもさんざんしてきたそうで、「三キロ減っては五キロ太るの繰り返し。リバウンドするたびに太ももばかりに脂肪がついて……」と、これまた、多くの女性たちと共通の悩みをもっていました。

ただひとつ違っていたのは、脚のくるぶしあたりにブヨブヨしたコブのようなふくらみがあり、さわると強烈に痛がりました。手術するかしないか迷っているともいっていましたが、彼女自身は、このブヨブヨのかたまりと下半身デブの悩みとはまったく別もので、いっさい関連性がないと思っていたようです。

白山さんのような症状がでている人はほぼ例外なく血液の流れが悪く、冷え性がひどいケースが多いので、思いあたることはないかきいてみたところ、図星です。

脚に水分がたまりやすい人は、まず間違いなくドロドロ血液で、血液の流れにもなんらかの問題をかかえています。そして間違いなく、セルライトが進行しているのです。

彼女の太ももにはその兆候《ちょうこう》がみられました。ブヨブヨのかたまりというのもまさにそれ。手術でとってしまうのは簡単でしょうが、その根本的な問題をとり除かないかぎり、また同じ状態で悩むことになるのは、目にみえています。

下半身デブを解消していくには、血液とリンパ液のスムーズな流れを維持《いじ》することが絶対条件です。代謝に必要な栄養素がたっぷりふくまれる血液を、脂肪組織に十分に供給されるようにしなければなりません。

こうした条件をととのえるためのプログラムをスタートして一ヵ月もしないうちに、彼女のくるぶしのコブは小さくなりはじめました。痛みもほとんどなくなったそうです。三ヵ月目には「冷えを感じなくなった」とともに、太もも部分で八センチの大幅なサイズダウンが実現したとの、うれしい報告をいただきました。

彼女には食習慣改善の各ステップ（第四章）を守っていただき、いくつかのサプリメント（二一一ページ参照）もとってもらいました。

また、下半身からの脂肪放出を促進《そくしん》させるためにハーブ・ジェルをつかい、血液とリンパ液の流れをよくするためのマッサージや簡単なエクササイズをいくつかやっていただきました。

その結果、カロリーカットをすることなく、むしろこれまで以上に食べながら、体調はよくなり、足首のブヨブヨは姿を消し、冷えは解消。しかも、下半身、とくに太ももにまとわりついていた脂肪の座布団が薄くなったのです。

セルライトが完全になくなるには、まだ時間がかかるでしょう。でも、血行の改善、そして、静脈・リンパ系の働きに目を向けることが、下半身を細くするためだけでなく、からだ全体の健康のためにも重要であることを白山さんはしっかり実感されたようでした。

血液循環のメカニズム

専門的になりますが、ここで血液循環と老廃物排泄のメカニズムをみておくことにしましょう。脂肪細胞や組織がまともに働いていれば、セルライトにはなりません。下半身デブで悩むことにもならないでしょう。細胞や組織の正常な機能のためには、効率のよい血液輸送と老廃物排泄の両システムが完備されていなければなりません。

つまり、酸素や栄養素たっぷりの血液がきちんと細胞に供給され、静脈によって二酸化炭素や老廃物や毒素がとり除かれ、リンパ排液《はいえき》（組織内の余分な水分を毒素といっしょに除去）によって組織液がスムーズに排出されなければならない、ということです。

心臓から押しだされた血液は大動脈を通り、全身にはりめぐらされた毛細血管に流れ込んでいきます。その一部は、毛細血管からしみだし、組織液になります。酸素や栄養分をからだ全体の細胞に供給し、二酸化炭素や老廃物などの「ゴミ」をうけとってから、静脈側の毛細血管に流れ込みます。

そして、細静脈→静脈→大静脈という順路をへて心臓に戻ります。組織内にしみだした液の約九〇パーセントは血管系（静脈）に再吸収されますが、残りの一〇パーセントはリンパ系をへて静脈系へと戻ります。

酸素や栄養たっぷりの血液は心臓というポンプに押しだされ、動脈の筋肉によって絞りだされて、毛細血管に到達します。でも、その帰り道、つまり、ゴミをもちかえる静脈には、血液を心臓に戻すための筋肉や専用装置がありません。リンパ系も同じです。そのため、静脈血やリンパ液を下半身から上半身（心臓）に戻すには、三つのメカニズムの助けを借りなければなりません。

脚の血管は、筋肉にとりまかれています。これらの筋肉が収縮《しゅうしゅく》すると、静脈やリンパ管に圧力が加わり、血液とリンパが心臓方向へ押しあげられます。これが、「筋肉ポンプ」です。このとき、一方通行の弁が血液やリンパの逆流を防いでくれます。このメカニズムでもっとも重要な働きをするのは、ふくらはぎの筋肉です。

「呼吸ポンプ」は吸気《きゅうき》のための容積の拡大、腹圧の減少で下半身のリンパと血液を吸いあげ、息を吐きだす容積の縮小、腹圧《ふくあつ》の上昇でリンパと血液を押しあげます。

足底腱膜《そくていけんまく》（足底の筋を包む筋膜《きんまく》の中央部の厚い部分。かかとの内側突起から指に向かって放射状に走っている）には多くのレセプターがあり、この「足底（足裏）還流《かんりゅう》反射区」を刺激すると、リンパ還流を促進することができます。

セルライトを解消して脚やせを実現するには、こうした「筋肉ポンプ」「呼吸ポンプ」「足底還流反射」の各メカニズムを最大限利用していくことが重要です。

セルライトはどのように発生するの？

前にも述べましたが、ほとんどの女性は遺伝的要素やホルモンの影響もあり、下半身に脂肪貯蔵レセプターが多く配置されています。そのため、どうしても上半身からやせ、下半身から太ります。したがって、ダイエットを繰り返せば、確実に下半身デブになっていくのですが、このこと自体はセルライトをつくる原因にはなりません。

セルライトは脂肪組織がダメージをうけることによって発生します。脂肪組織の損傷は、
①微小《びしょう》循環（細動脈、毛細血管、細静脈の血液の流れ）の障害
②静脈の障害

③リンパ排液の障害

以上の三つの要因からおこってきます。これらひとつひとつが単独で脂肪組織にトラブルを発生させていくわけではありません。スタート段階ではどれかひとつのトラブルでも、やがてほかの二つにも影響をおよぼすことになり、三つすべての要因が絡みあうことでセルライトがつくられていきます。これら三つを切りはなすことなく、あくまでも一主因として考えていかなければなりません。

脂肪組織が変成してデコボコに！

酸素と栄養素をたっぷりふくんだ血液は、大動脈から枝分かれしながら、より細い血管へと流れていきます。組織内の細胞をとりかこむ毛細血管までくると酸素と栄養素は放出されます。こうした毛細血管の血液の流れは、微小循環とよばれます。

微小循環にトラブルがおこれば、細胞の代謝に必要な酸素や栄養素が運び込まれず、組織は飢餓《きが》状態になります。老廃物・毒素は排泄されぬまま、そこに停滞します。こうしたことは、短期的にはたいした問題ではありません。でも、こうした状況が続き、代謝産物（有毒な老廃物）がたまってくると、組織そのものがダメージをうけるだけでなく、あらたな組織づくりにも影響がでてきます。

組織内では線維芽《せんいが》細胞が、脂肪細胞がバラバラにならないよう、互いをくっつけてサポートするためのコラーゲンという線維をつくりだしています。ちなみに、コラーゲンは肌の弾力性を保っているタンパク質ですが、肌だけでなく、からだのいたるところにあって、細胞や組織を固定する役割をはたしています。

ところが、この細胞への酸素と栄養素の供給が不足してくると、細い線維のかわりに、縄のような太い線維が狂ったようにつくられて脂肪細胞を包み込んでいきます。これがセルライト特有の「デコボコ構造」のベースになります。

セルライト組織内は血行が極端に悪くなりますが、血液の供給不足で脂肪の代謝活動も低下します。脂肪組織からの脂肪放出はまともにできなくなり、脂肪はがんじがらめの線維内に閉じ込められたまま肥大《ひだい》していきます。

静脈血がもれやすくなり、ダメージが進む

重力に逆らって流れなければならない静脈血は、ほんのちょっとしたことで流れがとどこおりがちになります。静脈の流れが悪くなると、血液は脚にたまってきます。こうしたことが長時間続くと、静脈内に代謝産物も停滞し、有害物質が放出されます。有害物質により静脈壁はダメージをうけ、静脈血はもれやすくなります。静脈の圧力が増加し、血管内の血液と組織の浸透圧《しんとうあつ》のバランスがくずれて血液中の水分が組織にでてたまります。

このように血管からの液がふえても、通常はリンパ排液が増加することで状況は解消されます。ところが、組織液の増加が急激であったり、リンパ系そのものに問題が発生していたりすると、リンパ排液はうまくいかず、むくみが生じてきます。浄化のために戻されるべき有害物質をふくむ組織液がとどまれば、組織内のダメージはますますひどくなるばかりです。

リンパ液がドロドロに

私たちの体内には、血管とは別にリンパ管という細い管が張りめぐらされています。リンパ管は組織にたまった余分な水分や老廃物を回収する、いわば下水道のようなものです。この働きが悪いと、水分や老廃物は回収されず組織内にたまり、さまざまな問題が引きおこされます。

リンパ排液システムがしっかり働いてくれることは、健康な細胞活動には不可欠ですが、リンパ管はとてももろく、外部からの圧力で簡単にこわれたり、つぶれたりします。このためリンパの流れも阻害《そがい》されやすく、リンパの停滞からむくみもおこってきます。

リンパ液にはタンパク質が多くふくまれています。通常の流れではまったく問題にならないのですが、いったん流れが阻害されたりすると、このタンパク質はリンパから分離してジェル状にかたまり、太い線維のようになります。リンパ液はドロドロ状態で、ますます流れが悪くなり、悪循環におちいります。

時間がたつにつれ、さらに運び込まれてくるタンパク質と線維芽細胞の働きによって、ジェル状線維はますます太くなっていきます。線維芽細胞は酸素と栄養素が不足してくると、狂ったように太い線維をつくりだすことはお話ししましたが、高タンパクのリンパ線維が格好の〝芯《しん》〟となり、自分の生みだす太いコラーゲンを巻きつけていきます。細胞と線維のあいだには老廃物をふくんだ組織液が、肥大した脂肪とともに閉じ込められ、りっぱなセルライトが誕生します。

こうして、微小循環や静脈・リンパ排液それぞれのトラブルが重なりあい、セルライトは下半身にドッカリと居座りを決め込むことになるのです。

セルライトの内部をのぞいてみよう

微小循環や静脈・リンパ系になんらかのトラブルが発生することで正常な脂肪組織は変化していきますが、じっさいにどのような変化がおこるのか、正常な脂肪組織と、セルライトの組織内のようすをのぞいてみましょう。

図1（次ページ参照）は、血液供給がうまくいっており、組織に酸素や栄養素がき

図1　正常な皮下脂肪組織内

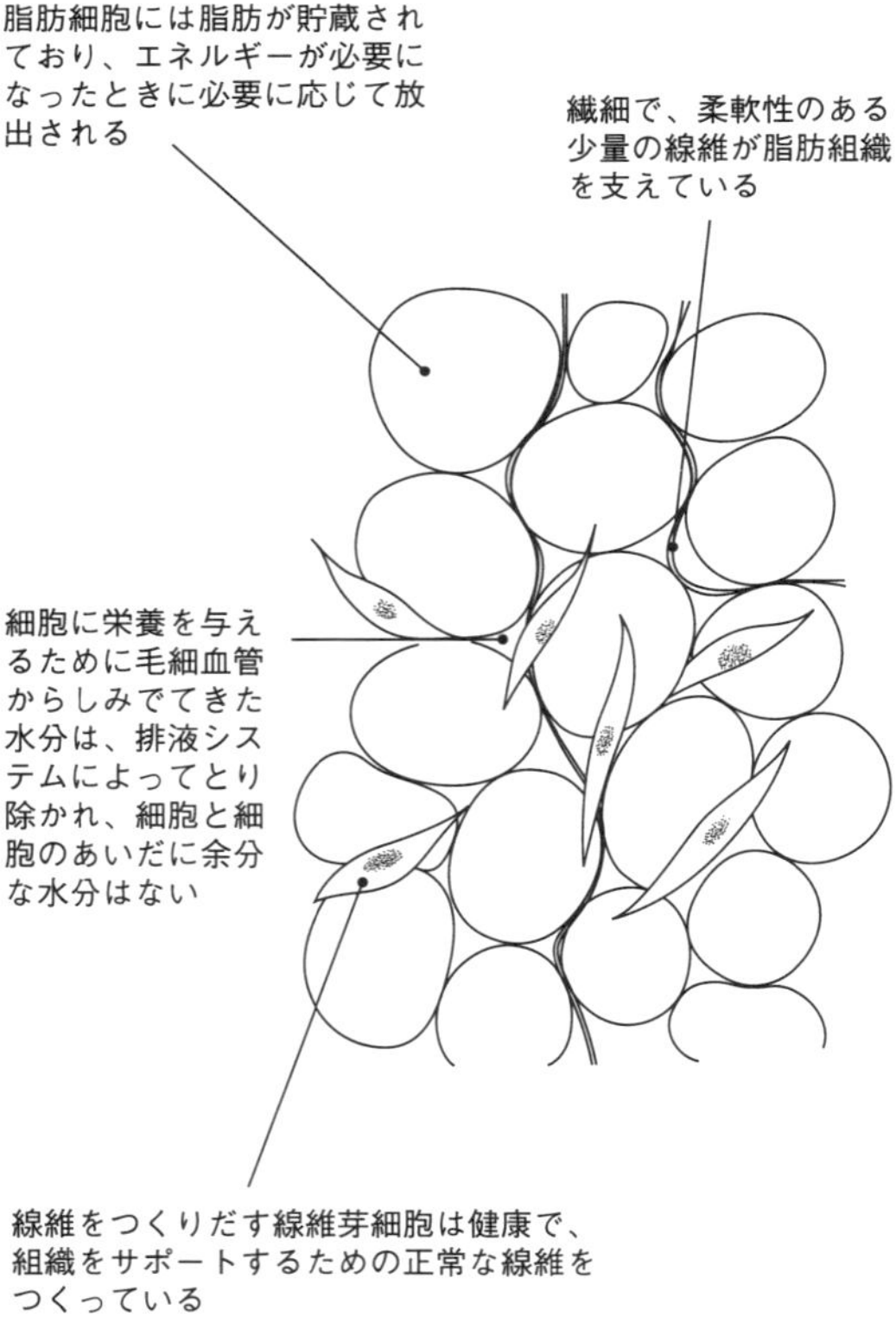
脂肪細胞には脂肪が貯蔵されており、エネルギーが必要になったときに必要に応じて放出される
繊細で、柔軟性のある少量の線維が脂肪組織を支えている
細胞に栄養を与えるために毛細血管からしみでてきた水分は、排液システムによってとり除かれ、細胞と細胞のあいだに余分な水分はない
線維をつくりだす線維芽細胞は健康で、組織をサポートするための正常な線維をつくっている

『The Cellulite Solution』（Dr. Elisabeth Dancey）より

図2　セルライト組織内

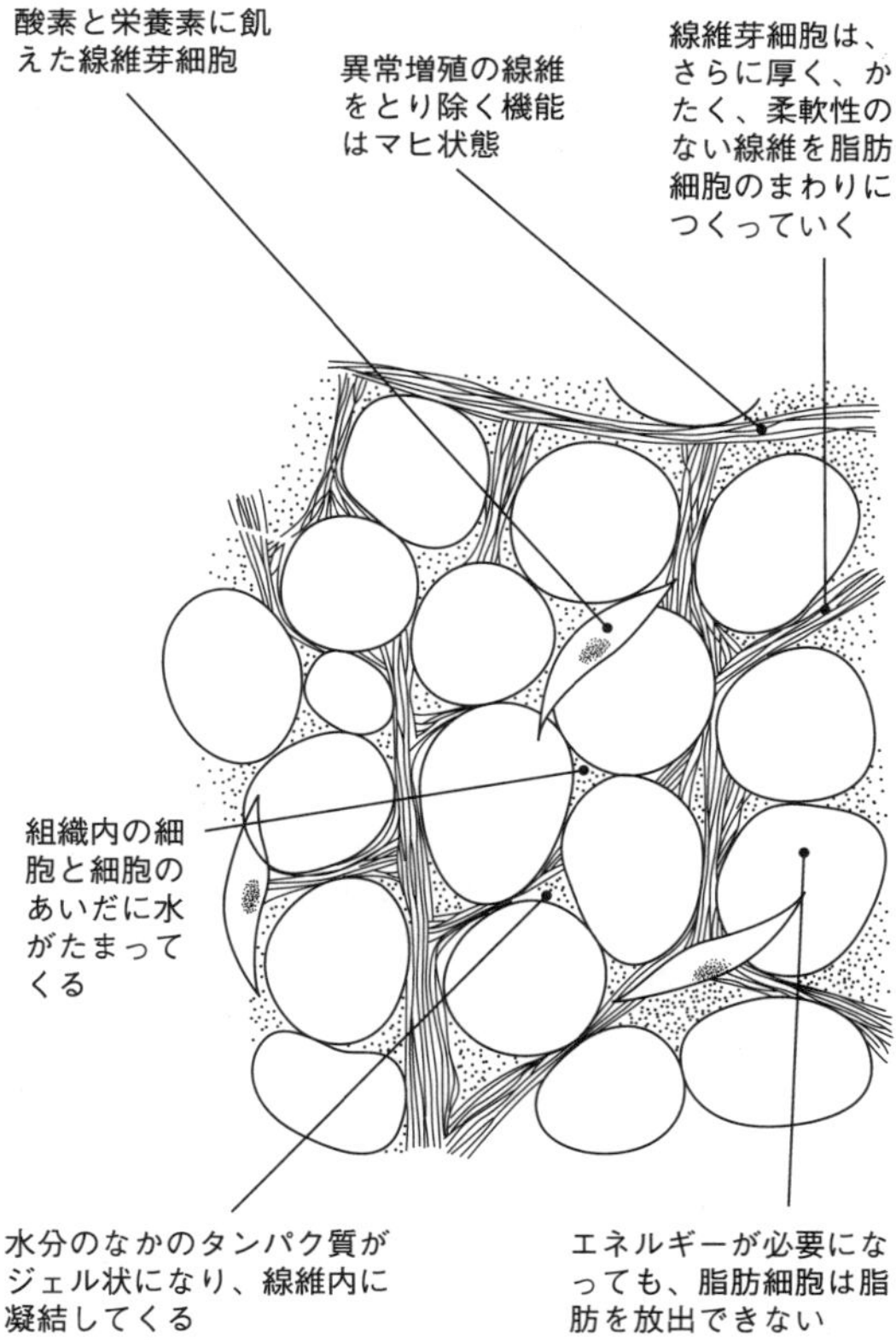
酸素と栄養素に飢えた線維芽細胞
異常増殖の線維をとり除く機能はマヒ状態
線維芽細胞は、さらに厚く、かたく、柔軟性のない線維を脂肪細胞のまわりにつくっていく
組織内の細胞と細胞のあいだに水がたまってくる
水分のなかのタンパク質がジェル状になり、線維内に凝結してくる
エネルギーが必要になっても、脂肪細胞は脂肪を放出できない

ちんと運び込まれている正常な皮下脂肪組織です。組織に栄養を与えるために、毛細血管からしみでた液体は、静脈やリンパ管によって運び去られ、細胞と細胞のあいだには余分な水分がたまっていません。コラーゲン線維をつくる線維芽細胞も健康で、組織を支える線維をきちんとつくりだしてくれています。

これに対して、セルライト組織内（図2）では、微小循環がうまく働かず、血液の供給に影響がでています。線維芽細胞は正常に機能するための栄養素をうけとれず、欠陥《けっかん》のある太いコラーゲン線維しかつくれません。静脈やリンパ管は効率よく水分を組織からとり除くことができず、そのため細胞と細胞のあいだには水分がたまっています。

この液にふくまれるジェル状になる性質をもつタンパク質は、線維のあいだに入り込んでかたまります。コラーゲンは異常に太くなり、柔軟性がなくなり、脂肪細胞のあいだに定着しはじめています。コラーゲンが異常増殖、異常肥大という緊急事態におちいっているにもかかわらず、それをとり除く機能は完全にマヒ状態です。

脂肪細胞は、太さと量を増したコラーゲンにがんじがらめにされ、酸素も栄養素も不足状態でまともな脂肪代謝ができず、エネルギー供給の要請がきても自分の細胞から脂肪を放出できません。組織内の圧力は増加、コラーゲンのこわばった部分と脂肪のやわらかい部分への圧力の差で、波うつようにデコボコです。やがて、血液は組織内を通ることができなくなり、まわり道をするようになります。

こうしたことが、セルライト組織内でおこってくるわけですが、この後どうなるかといえば、血液の供給量がますます減り、悪循環が続くのです。脂肪を放出できないのに、あらたな脂肪は運び込まれてくる。リンパ管はつぶされたり、こわされたりして、運び去られるべき水分や老廃物は組織内で立ち往生《おうじょう》。脂肪細胞のあいだにメッシュのように張りめぐらされた狂ったコラーゲンがこれらを閉じ込め、処理されない毒素が組織にダメージを与え続け、状況はますますひどく、どうにもならない状態になっていくのです。

もちろん一夜にしてこうしたことが進行するわけではありません。微小のトラブルが、何ヵ月も、何年も時間をかけて、徐々にそのダメージの度合いを増し、それが別のトラブルをよびおこし、さらに別の問題が絡みあいながら、より大きなダメージへと進んでいくのです。

この瞬間、セルライトがあなたの下半身のどの部分にどれだけ形成されていようと、その進行プロセスがはじまっていると思って間違いありません。いますぐ、「脚やせプログラム」にとり組まなければ、あなたの下半身は、最悪のシナリオに向かって突き進んでしまいます。

引き金となる要因は？

血液の流れが悪ければ、酸素や栄養素をふくんだ新鮮な血液が末端の細胞まで運ばれません。栄養素・酸素不足では細胞は本来の仕事ができませんし、老廃物を運び去るべき静脈血やリンパ液が心臓へ向かって満足に戻ってくれません。これでは、セルライト&下半身デブで悩むようになってあたりまえです。

微小循環の障害や静脈・リンパ系の働きを低下させてしまう原因の多くはライフスタイルの問題です。それは、あとの章でじっくりお話しするつもりですが、ここではまず、セルライトを形成する直接原因である、微小循環や静脈・リンパ系の障害が、どのような要因によってもたらされるのか、おおまかにみていきましょう。

●脂肪の蓄積

リバウンドを繰り返している、食事がわりにスナック菓子ばかり食べている、甘いものが大好き、野菜や果物をあまり食べない、脂肪や糖分《とうぶん》をとりすぎる、加工食品をよく食べる、アルコールの摂取が多いなどは、すべて脂肪の蓄積をもたらすものです。脂肪がある程度たまってくると、どうしてもその部分の血液循環は悪くなります。その結果、代謝の低下、静脈のうっ血、水分の停滞やリンパの流れに支障がでるなど、セルライトへの道をまっしぐらです。

●水分の停滞

とり除かれるべき水分や老廃物がうまく処理されないまま組織にたまってしまうのが「むくみ」ですが、これにはカリウムとナトリウムのバランスや血中タンパク量などが大きく関与しています。濃い味が好き、海藻や果物をほとんど口にしない、タンパク質が不足している人などはむくみ体質をつくりやすく、セルライトを招きます。

合成添加物や合成甘味料をふくむ加工食品の多食も、組織内への水分保持を促進します。そればかりか体重増、組織の損傷、血行障害などにもつながります。

●ホルモンの影響

エストロゲンやその他のホルモン　↓　セルライトは女性だけの問題です。下半身への脂肪蓄積は、女性ホルモンであるエストロゲンとプロゲステロンの影響とされます。これらの女性ホルモンは避妊薬にもつかわれています。エストロゲンは胸や太もも、お尻、腰や、ひざまわりの脂肪蓄積を促進します。プロゲステロンは水分の停滞、むくみの発生をうながします。

卵巣をはじめとする婦人科系の疾患《しっかん》も、セルライトの発生につながることがあります。

また、ホルモン補充療法はセルライトを発生させるだけではなく、セルライトの解消をきわめてむずかしくしてしまいます。ホルモンが絡むとじつに厄介《やっかい》です。

ストレス　↓　アドレナリンやノルアドレナリンというホルモンを分泌《ぶんぴつ》させ、血管を収縮させます。末梢《まっしょう》の血流がとうぜん悪くなりますが、そればかりでなく、ストレス時には、テロ分子といえる活性酸素が体内で暴れまわり、毛細血管などにダメージを与えます。

ストレスが長びけば長びくほど、ストレス反応に対応するために体内では多くの栄養素が消耗され、神経系、免疫系、ホルモン分泌などにも影響がでてきます。脂肪代謝や水分代謝にも異常事態発生！　ということになりかねません。

妊娠　↓　妊娠中は高エストロゲン、高プロゲステロン状況になるため、これらのホルモンの影響が強くでます。水分停滞や脂肪蓄積を招きやすく、セルライトが発生するケースもあります。

骨盤周辺の手術　↓　とくに女性の生殖器関連の手術をうけたあとは、リンパ還流がうまくいかなくなり、セルライトの発生につながりやすくなります。

●その他の要因

便秘あるいは脚や骨盤付近に感染や炎症がある　↓　リンパ節は肥大し、リンパの流れがおそくなったり、組織内のリンパの停滞につながります。また、便秘で腸内が老廃物でいっぱいになるとリンパ管を圧迫し、リンパ還流を阻害します。鼓脹《こちょう》（腸内ガスによって生じる腹部膨満《ぼうまん》）は、鼠径管《そけいかん》（腹壁下部を斜めに貫く管で、女性の場合、子宮円索が入る）を圧迫すると同時に、呼吸ポンプを正常に機能できなくしてしまいます。

からだを締めつける下着や服をよく着る　↓　鼠径管に圧力をかけ、静脈およびリンパ排液を阻害します。

姿勢が悪い　↓　鼠径管をつぶし、静脈・リンパ還流を阻害します。腹筋がたるんできて呼吸ポンプの力も弱くなり、下半身の水分停滞を招きます。正座や長時間のあぐらなど、静脈の還流が悪くなる姿勢にも注意が必要です。

喫煙している　↓　微小循環にダメージを与えるだけではなく、活性酸素の発生とニコチンの化学作用により、より大きな血管への悪影響もあります。ニコチンは血管を収縮させるとともに、血栓《けっせん》をできやすくしますので、血流が阻害されます。なお、喫煙によって発生する活性酸素は大気汚染、紫外線、ストレス、そのほか生活のあらゆる場面で発生しますが、からだにとってはきわめて有害な物質であり、微小循環にも損傷を与えます。

カフェインを過剰にとる　↓　カフェインは血管収縮作用があり、脂肪組織への血液供給量を減らしてしまいます。

運動不足　↓　筋肉ポンプ、呼吸ポンプ、足底還流反射の働きが不十分となり、静脈・リンパ還流がスローダウンします。また、長時間座っていると、太ももやお尻まわりの血管は圧迫し続けられ、毛細血管のダメージ、静脈血・リンパ排液の問題にもつながります。

食物アレルギーや食物不耐性がある　↓　食物アレルギーや食物不耐性がむくみの原因となり、そのためにセルライトが発生するケースもあります。

ある専門家によると、セルライトの悩みをもっている二〇パーセント程度の人は食物アレルギーまたは食物不耐性をもっているといいます。本書では食物アレルギーについては扱いませんが、これにあてはまる人は、まずその改善に目を向ける必要があるでしょう。

こうみてくると、微小循環、静脈、リンパに影響を与え、セルライトを発生させてしまう原因となる要素は、想像以上に多いことがわかるでしょう。これらのうち、なにかひとつがセルライトの決定的発生原因になることはまず考えられません。いくつもの小さな要因が重なりあって、少しずつ問題が拡大し、微小循環、静脈、リンパのいずれか、あるいはすべてに問題を発生させながら、脂肪組織の破綻《はたん》へと進んでいくのです。

セルライトを解消して魅力的な下半身づくりを成功させるためには、こうした要因をひとつひとつていねいに、しかもひとつ残らず、すべてとり除いていかなければなりません。同時に、微小循環、静脈、リンパの機能アップをはかることを積極的に実行していかなければならないのです。

セルライトはここにできる

セルライトがどこにつくられるかは、どの部位で要因となる障害が発生するかにかかっています。重力の関係で、微小循環系、静脈系、リンパ系が影響をうけやすいのは下半身。脂肪の蓄積が集中するのも下半身とくれば、とうぜん下半身がねらわれやすいといえます。

ところであなたは、下半身のなかでも、お尻、太もも、ひざまわり、ふくらはぎ、足首のうち、どこが一番気になりますか。あなたの気になる部分が細くしやすい部分なのか、あるいはその逆か、簡単にふれておきましょう。なお、セルライトは下半身ばかりでなく、おなか、二の腕、首のうしろにもできます。でも、ここでは、あくま

セルライトはここにできやすい

脂肪が減っても、セルライトが残っているとオレンジの皮のようなデコボコ脚になってしまうことも……。

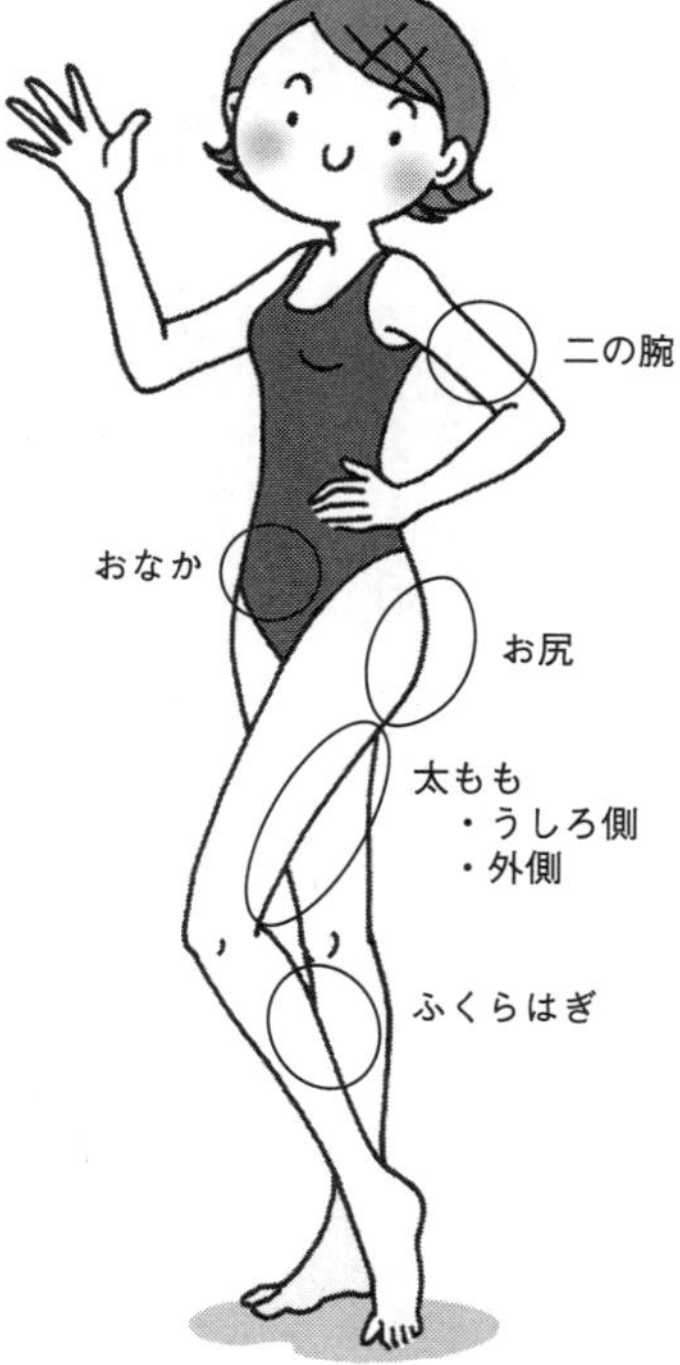

でも下半身に絞って話を進めます。

●太もものうしろ側、太ももの外側、お尻

太もものうしろ側で、お尻の境目《さかいめ》からひざの裏のへっこみまでの部分は、セルライトにもっとも占領されやすい部位です。この部位でのセルライト形成速度は速いのですが、逆に、どのようなプログラムにもすぐに反応してくれるため、もっとも改善が進みやすい部位でもあります。

太ももの外側およびお尻にもセルライトはつきやすいのですが、このあたりも比較的早く改善することが可能です。基本的な「脚やせプログラム」で、十分効果をあげていくことができます。

●太ももの前側

太ももの前側（つけ根から、ひざのお皿の上まで）が異常に発達したようにつきだして太くなり、上半身との差があまりにもアンバランスのようであれば、医師の診断、治療が必要になるケースもあります。

間違ったエクササイズなどを続けていると、状態はますます悪くなります。マシーンなどをつかい、脚ばかり集中的にトレーニングするようなことがあると、太ももが引き締まるどころか、ただ太く、大きくなります。

バランスのいい食事をふくめた食習慣の改善、バランスのいいトレーニングやエクササイズはもちろんですが、微小循環、静脈・リンパの排液に目を向けたトリートメントもしっかりやらなければなりません。改善にはそうとう時間がかかることを覚悟してください。

●ひざ

ひざのまわりをセルライトに占領されてしまうのは、各種ホルモン療法、ピルの使用、不妊治療などと関連しているケースが多いといわれます。この部分に発生したセルライトは、ちょっとやそっとではなくなってくれません。時間がかかりますが、辛抱強く「下半身やせプログラム」を続ければ、効果はでてきます。ただ、ひざの内側はセルライト組織内の線維が集中しており、とり除くのは容易でないことを知っておいてください。

なお、レベル3以上の人は、エクササイズをするときには、ピタッとした（きつくない）タイツのようなものをかならずはくようにしてください。飛んだりはねたりするときにお肉が支えられていないと、リンパ管がダメージをうけ、セルライトが悪化します。

●ふくらはぎと足首

ふくらはぎや足首にセルライトがある人は、ほとんどの場合、脚のほかの部分もセルライトに占領されているはずです。この場合も改善までには時間がかかりますが、サプリメントの併用で大幅に時間短縮ができます。

また、おもしろいことに、太ももだけにアロマテラピー（マッサージ）をほどこしても、ふくらはぎと足首のセルライトは同時に改善されます。

太ももにセルライトはなく、ふくらはぎや足首だけが太いというのは、スナック菓子を食事がわりに食べていたり、甘いものばかり食べている人に多くみられます。単に余分な水分が重力の関係でひざ下にたまっている状態です。水分を追いだす食品を積極的に食べたり、簡単なストレッチやトリートメントで簡単に、すぐ改善されます、いまのところは……。でも、すでにセルライトの進行がレベル1からレベル2に突入している可能性があります。いますぐ食習慣の改善からはじめてください。

美容整形しなくてもセルライトは除去できる

脚やせをうたうトリートメントや製品は数多くあります。エステに骨盤矯正《こつばんきょうせい》、数々のダイエット食品、クリーム、ローション。どれをとっても、短期間にすばらしい効果が約束されているように思えます。でも、本当にそんなに簡単に効果がでるのだったら、下半身太りで悩んでいる人なんて、日本中に一人もいなくなっているはずです。

セルライトが単に美容上の問題ではなく、健康上のトラブルとして医学的な関心が強まっているヨーロッパでは、さまざまなセルライト・トリートメントがさかんにおこなわれています。たとえば、モノセラピーといって、針がたくさんついている剣山《けんざん》のようなものをセルライトに直接刺し、針先から特殊な液体を注入する方法や、セリュロリポリシスといって、針を通じて電気刺激を与え、セルライト部分の脂肪を分解していくというようなことがおこなわれます。

こうした治療は残念ながら日本ではうけられません。せいぜい美容整形外科で、リポサクション（脂肪吸引）やリポスカルプチャー（脂肪除去）などの手術がおこなわれる程度。でも、このような手術はセルライトをなおすわけではなく、ほどこす部位によっては、むしろセルライトの悪化につながることもあります。

外科的手術なんかに頼らなくとも、自分の努力で、セルライトを解消し、下半身を確実に細く魅力的に改造していくことは可能です。ただし、そのためには、これまでお話ししてきた要因をすべて解消するための、完璧なアプローチが必要です。本気でセルライトをスッパリ落とし、脚やせを実現したいと願うなら、つぎの二点をしっかり頭に入れて、プログラムをスタートしていただきたいと思います。

三つのプログラムの相乗効果で下半身太りを解消

食習慣の改善はどのようなプログラムを実行するにしろ必要ですが、それだけでは下半身デブは解消できません。下半身に余分な脂肪やセルライトがまとわりつくようになったきっかけがなんであれ、いったん太くなってしまったからには、微小循環、静脈、リンパ液の還流、すべての改善にとり組まなければなりません。

これらにトラブルをおこさせる原因となっている、あらゆる因子をとり除き、さらに、ダメージをうけてしまった組織を修復していかなければならないのです。

これからお話しする三つのプログラムの相乗効果が、いやなところに陣どる、いやな脂肪や水分、毒素を排除し、組織を改善、下半身を確実に細くしてくれます。なにかひとつだけ選んで実施しても、それなりの効果はあるはずです。でも、それは一時しのぎにしかならず、時間がたてば元の木阿弥《もくあみ》です。下半身太りで二度と悩むことのないよう、完璧な脚やせを実現するためには、かならず三プログラムとも同時進行させてください。

セルライトの改善には時間がかかる

どんなに効果的なプログラムでも、効果がでるまでにはそれなりの時間がかかります。ちょっとした切り傷やあざだったら、一週間程度で消えてくれます。骨を折っても、三週間から六週間あればなおるでしょう。まわりの組織の血流がよければ、この程度の期間でトラブルは解消します。

しかし、セルライト組織は血行が悪く、改善をしていくうえでの大きなハンデとなります。また、セルライトの改善には自然治癒《ちゆ》力を利用し、組織構造をかえなければなりません。これは、とても短時間でできることではありません。なんといっても、何年もかけて育ってきたのです。そう簡単にはサヨナラしてくれません。

三週間もすれば脚はだいぶスッキリしてくるはずです。早い人なら、プログラムを開始して、それこそ一～二週間で効果を感じるでしょう。でも、この現象は根本的なことが改善された証《あかし》ではありません。組織内での改善がある程度進むには、最低でも二ヵ月はかかると思ってください。セルライト発生の時間経過が長ければ長いほど、その改善にも時間はかかります。

一時的な効果を目指すのではなく、セルライトをつくってしまった悪習慣を絶ち、健康的で充実したライフスタイルをつくりあげることを目指していただきたいと思います。それでこそ、現在かかえている下半身太りの悩みを解決するばかりでなく、今後発生しうるセルライトを未然に防ぎ、いつまでも若々しく、魅力的に輝き続けられるからです。

前おきはこれくらいにして、セルライト改善のためのプログラムに入っていくことにしましょう。まずは、静脈・リンパ還流の「筋肉ポンプ」「呼吸ポンプ」を最大限働かせるために必要な「エクササイズ」からはじめましょう。

第二章　下半身が細くなる驚異のエクササイズＡＩＳ

らくらくエクササイズで無理なくスリムに

さて、いよいよセルライト対策スタートということで、まっさきにエクササイズについてお話ししていくことにしましょう。「やっぱり運動しなくちゃいけないの」なんて嘆かないで。面倒臭い、疲れる運動をしなさい、なんていいませんから。

私自身、健康維持《いじ》ややせるために、積極的に運動をすすめることはしていません。とはいっても、からだを動かさなくてもいい、ということではありません。

運動不足によって筋肉の働きが衰えれば、下半身に集まった静脈血《じょうみゃくけつ》やリンパ液を上半身に戻す「筋肉ポンプ」の働きは弱まり、脚はむくみやすくなります。しかも、衰えた筋肉は重力に逆らいきれないので、表面上、たるみの問題もでてきます。

静脈血やリンパ還流《かんりゅう》の問題ばかりではありません。活動量が少なければ、つかいきれなかったエネルギーは脂肪としてからだに蓄積されていきます。しかも、もっともありがたくない、下半身中心にです。

運動が少ない状態が続けば、脚の筋肉は細く、弱くなります。脚の筋肉が細くなるということは、それだけ脂肪を燃やす場所が減ることですから、脂肪もつきやすくなるのです。ドテッと座ったら動かない。移動はつねに車。階段はつかわない。そんなことでは下半身が太くなってあたりまえ。まずは活動的なライフスタイルを心がけたいものです。

無駄な脂肪を定着させないため、筋肉を衰えさせないためには、運動不足にならない程度に、つねにからだを動かすことが必要です。

私のまわりには、とにかくじっとしていられない、からだを動かすのが大好き人間や、十分なエクササイズをしていないとプロポーションが悪くなってしまうというような強迫観念にかられて、トレーニングを一生懸命やっているエクササイズ・フリークたちがいます。あなたがこのタイプで、トレーニングやスポーツを楽しんでいるのなら、ぜひお続けください。でも、このような人であれば、おそらくこの本を手にとっていないですよネ。

この本を手にしているほとんどの女性は、どちらかというと、日常の活動量が少ない、あまり運動は好きでない、面倒なことはやりたくない、でも理想のプロポーションを手に入れたいと思っているはずです。

このような人にどんなに効果的なエクササイズをすすめても、一回あたりの時間がかかったり、手順がむずかしかったり、きつかったり、特別な器具や場所が必要なものだったら、おそらく一～二回はやったとしても、それでおしまい。よくても三日坊主。まず、長続きすることはないはずです。強い意志の持ち主であるとしても、時間的余裕がまったくない、という人もいるでしょう。

下半身デブの度合いによっても違いますが、本当の意味で下半身やせを実現するには、最短でも二ヵ月程度はみなければなりません。簡単で、無理なく、どこでも、いつでもできるエクササイズでなければ、それだけの期間続けることは不可能でしょう。続かなければ、思うような効果がでるわけがありません。はたして、そんなに都合のいいエクササイズがあるのでしょうか。

じつはあるのです。**AIS**です。日常生活に簡単にとり入れられる、**A**（Aerobics＝エアロビクス）、**I**（Isometrics＝アイソメトリックス）、**S**（Stretching＝ストレッチ）。これらをうまく組みあわせれば、下半身デブと永遠におさらばするのも、けっして夢ではありません。

Aerobics 究極のエアロビクスは歩くこと

効率よく脂肪の燃焼を加速していくためには、エアロビクスが一番です。というより、「それしかない」といったほうがいいかもしれません。エアロビクスというのは、酸素をとり入れながら一定時間続ける有酸素運動のことをさします。運動を開始してから脂肪が燃えはじめるまでには時間がかかります。そのため、体内に定着した脂肪を落としていくには、有酸素運動で燃やしていくしかないのです。

とはいえ、元気のいい音楽にあわせて、飛んだりはねたり、脚をあげたりさげたりするような運動をする必要はありません。むしろ、こうしたはげしい運動は、セルライトが進んでいる人にとっては、逆効果になるケースもあるので気をつけなければなりません。それより、もっとも身近なエアロビクスに目を向けましょう。

「歩く」。これこそ、だれにでも、どこででも、いつからでも、一人ででき、一銭もかからない、究極のエアロビクスです。全体的にやせたいと思っている人にはもちろんのこと、下半身だけ細くしたいという人にも、私はまず歩くこと、ウォーキングをすすめています。

「えーっ、歩くと脚は太くなるんじゃないの」という声が聞こえてきそうですね。そう思い込んでいる女性はとても多いようですが、これは大きな間違いです。

もちろん、どんな歩き方をしていても下半身のお肉が燃えてなくなってくれる、というわけではありません。ダラダラ歩いたり、ずるずる脚を引きずったりするような歩き方では、かんじんの皮下脂肪を燃やすことはできません。むしろ、脚は太くなるばかりです。どんなときでも、リズミカルにスピーディに歩くことがかんじんです。

ウォーキングは、脂肪燃焼効果だけにとどまりません。脚のうっ血、リンパ液の停滞によるむくみの解消に、もっとも適しているといってもいいかもしれません。

足は第二の心臓といわれますが、ウォーキングにより足が地面からはなれるときにつま先や足首がよく曲げられ、これが血行をうながす重要なポンプの役割をはたすことになるのです。このポンプが働くことで、脚にたまった水分は静脈やリンパ管を通って、太ももをへて上半身へと送りだされるわけです。

これが速歩になると、足が地面からはなれるとき、足首がギュッとのばされ、血行がさらに促進されることになります。しかも、全身の六割以上の筋肉が鍛《きた》えられることになるのです。

つまり、エアロビクス効果で無駄な脂肪をメラメラ燃やしてくれるばかりか、全身の血液の流れ、リンパの流れが改善されることで、体内の老廃物《ろうはいぶつ》の排泄《はいせつ》も促進され、脂肪は落ちる、居座っていたセルライトは去ってくれる、たるんだ筋肉は引き締められ、むくみや冷え性も解消！　と、ありがたいことばかりなのです。

まずは最寄りの駅、あるいはひとつ先の駅までは歩く、という習慣をつけるようにしてはどうでしょうか。さらに、エレベーターやエスカレーターが目の前にあっても絶対のらない、と決めましょう。階段をあがるときのカロリー消費は、なんとジョギングやサイクリングに匹敵《ひってき》するとさえいわれます。しかも、階段にすれば足腰の筋肉もより鍛えられ、強くなります。また、階段の一段一段を足の裏をべったりつけるようなあがり方をせず、つま先だけかけてあがるようにすれば、ふくらはぎ、足首の引き締め効果は抜群です。

住まい、あるいは職場がビルの七階だとしたら、最初は六階でおりて一階だけ階段をあがるようにすることからはじめましょう。徐々に階段をあがる回数をふやしていくようにします。なるべく歩く、そして、つねに階段を使用する。こうした習慣は、やる気さえあればすぐつくれるものです。特別な運動などしていなくても、これだけでも、スッキリ下半身は目の前です。

ただし、ウォーキングといえどもやりすぎは禁物。くたくたになるまで歩いたり、呼吸が速くなっているのを無視して頑張りすぎれば、体内で活性酸素が大暴れして、あなたから健康も美しさもうばうことになってしまいます。

靴の選び方でも脚は細くなる

下半身デブから抜けだせるかだせないかは、歩くときにはいている靴にもかかっています。いうなれば、靴はからだの土台。土台に問題があれば、からだになんらかの影響がでて、あたりまえなのです。

ハイヒールは足首が曲がりにくく、歩いてもふくらはぎの筋肉があまり動きません。流行のミュールも、上げ底靴も同様。ふくらはぎの筋肉が十分伸縮《しんしゅく》しないため、たまった水分を押しだすポンプもうまく働かず、むくみが発生。脚は太く、みにくくなってしまいます。筋肉の活動なしでは脂肪もうまく燃えてくれませんから、このような靴は、下半身太り製造器といってもいいかもしれません。

私がスチュワーデスとして世界中を飛びまわっていたころ、高いヒールをはいていることが脚を細く、長くみせるだけでなく、じっさいに脚を細くしてくれると信じて疑いませんでした。スチュワーデスは機内でお客様をむかえるまでは高いヒールで、地上を飛びたち、機内で作業をするときには動きやすいペッタンコの靴にはきかえるのですが、私は十時間をこえるロングフライトでも高いヒールをはき続けました。プライベートでもいつも一二センチ程度のヒールですごしました。

その結果は、むくみ、冷え性、そして腰痛。むくみがひどく、家やホテルでは脚を高く、それこそ四五〜九〇度というような角度にあげて、何時間も寝ていなければむくみはとれませんでした。また、寝るときは夏でさえ分厚い靴下をはかなければ足先が冷たくて寝つけませんでした。腰痛のつらさはいうにおよばず……。

でも、当時はヒールのせいでそのような症状がでているなんて、考えてもみませんでした。むしろ、ヒールの高い靴をはき続けなければ、むくみはもっとひどく、脚もどんどん太くなってしまうと信じ、ひたすら逆のことをやっていたのです。われながらバカとしかいいようがありません。勤務期間がもう少し長ければ、確実にセルライトの餌食《えじき》になり、デコボコ下半身でいまごろ泣いていたことでしょう。

靴はヒールの高さだけではなく、全体的な構造が問題になるので、おしゃれな靴を絶対にはくなとはいいません。でも普段はウォーキングに適した靴、つまり、歩くときに足首がしっかり曲げられ、血液還流のための筋肉ポンプがきちんと働けるような靴を選ぶこと。そして、つぎにお話しする、正しい姿勢が保てるような靴を選ぶこと。下半身デブを解消するには、そんな身近なことでも重要な意味をもっているのです。

姿勢の悪さがむくみの原因に

歩くときの姿勢も重要です。若者の街、東京・渋谷などで若い女性ウォッチングをしていると、首と頭を前につきだし、背中を丸く曲げて猫背や前かがみ、おなかを引っ込めず、ひざを曲げ、腰を落としたまま歩いている女性がなんと多いことか。姿勢が悪いということは、全体的にだらしなくみえるだけでなく、からだの機能自体が阻《そ》害《がい》されていきます。それはそのまま、セルライト&下半身デブの原因となります。

よい姿勢と悪い姿勢

よい姿勢

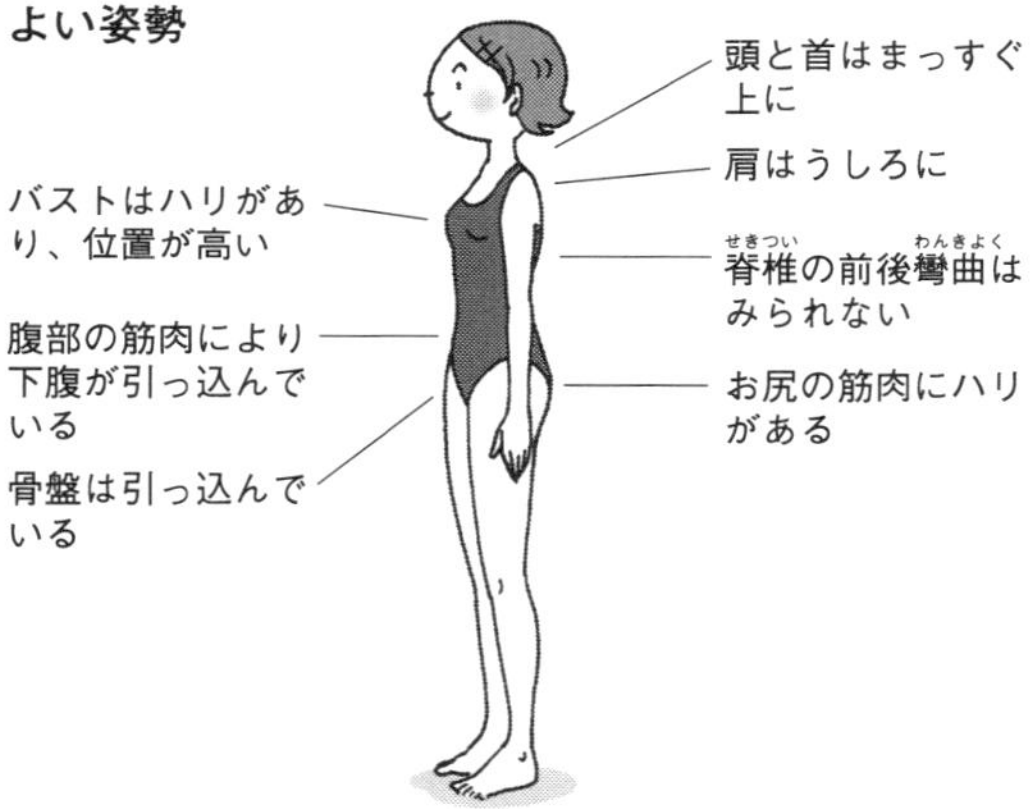
頭と首はまっすぐ上に
肩はうしろに
バストはハリがあり、位置が高い
脊椎《せきつい》の前後彎曲《わんきよく》はみられない
腹部の筋肉により下腹が引っ込んでいる
お尻の筋肉にハリがある
骨盤は引っ込んでいる

悪い姿勢

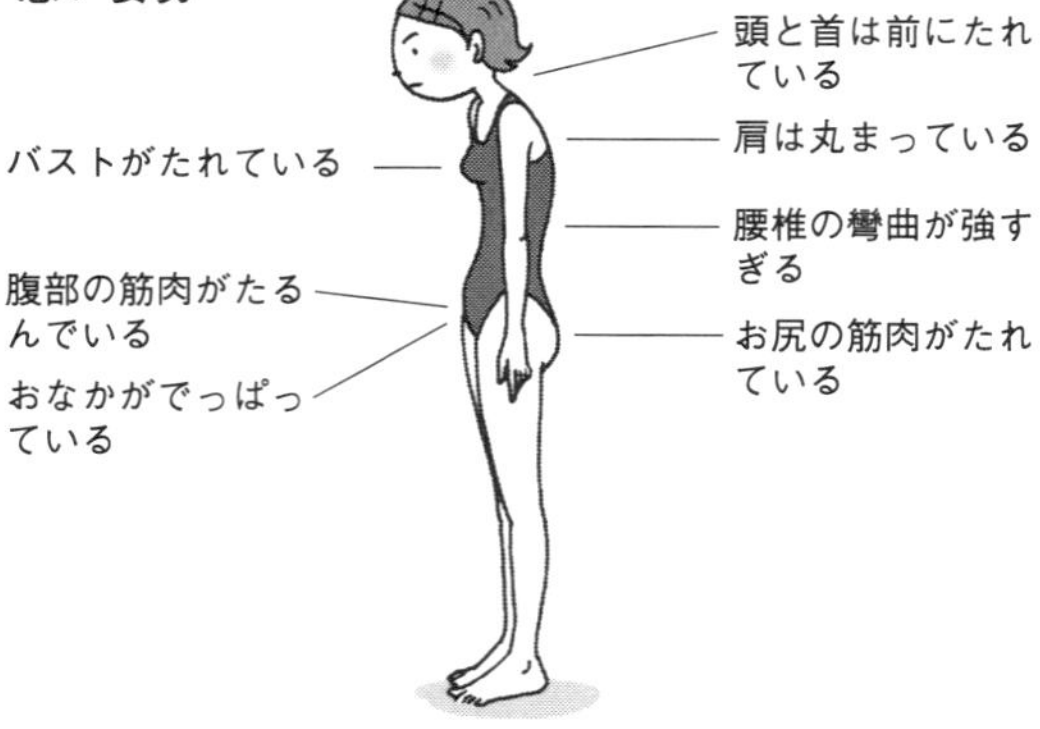
頭と首は前にたれている
肩は丸まっている
バストがたれている
腰椎の彎曲が強すぎる
腹部の筋肉がたるんでいる
お尻の筋肉がたれている
おなかがでっぱっている

まず第一に、前かがみの悪い姿勢は、腹部の筋肉をたるませます。この状態が続くと、骨盤にはゆがみが生じ、鼠径管《そけいかん》がつぶされていきます。その結果、静脈血やリンパ液の流れが阻害され、脚の組織に水分がたまることになります。

逆に、背筋をスーッとのばし、下腹部を引っ込めた姿勢が身についている人は、腹部の筋肉がしっかりしていて、骨盤は正常な位置におさまり、鼠径管への圧迫はなく、脚に集まった水分のリンパ管や静脈血管への戻りがじゃまされることはありません。また、呼吸ポンプが理想的な状態で働いてくれますから、静脈血とリンパ液はスムーズに大循環に戻ります。このような状態なら、セルライトが形成されることはありません。

また、猫背や重心が左右どちらかにかたよる立ち方になるといった癖があると、筋肉のつかい方がアンバランスになってしまいます。せっかく一生懸命ウォーキングをしても、ほとんど動かない筋肉もでてきます。筋肉があまり動かなければ、脂肪は効率よく燃えてくれません。そればかりか、筋肉の隙間《すきま》には水分がたまり、むくみます。このむくみがさらにまわりの筋肉の動きをじゃまし、ますますむくみはひどくなり、脂肪の燃焼も妨《さまた》げられることになります。全身の筋肉は、平等にバランスよくつかってやらなければなりません。姿勢が悪いと、それができなくなってしまうのです。

いい姿勢というのは、まず重心が耳もとからまっすぐに落ち、肩を通り、股関節《こかんせつ》の上を通り、そしてひざの関節の軸《じく》の少し前を通り、くるぶしの前のところにきます。自分がどのような姿勢でいるかを認識するのは、かならずしも簡単ではありません。時間があるときには全身大の鏡の前で、前から横からと、姿勢のチェックを心がけましょう。

とにかく、まず背筋をのばす。自分の頭のてっぺんにヒモがついていて、そのヒモで天からまっすぐ上にぐーんと引っ張りあげられているような感覚をもつといいでしょう。それだけで自然と腰もあがり、スラッとスリムに、また若々しくみえるものです。この姿勢を、立っているとき、座っているとき、もちろん歩いているときも、つねにキープすることを心がけるようにしてください。

あとは、ひざを曲げたまま歩かないこと。若い女性がこんな歩き方をしているとガッカリです。最先端のファッションもだいなしです。足を踏みだすときには、ひざをピンとのばすようにすることとです。アキレス腱をのばす運動や、つま先の大きな屈伸《くっしん》運動も、血液やリンパ液の循環に大きく影響するのです。

マッサージ効果のある水泳でからだを引き締める

セルライトを伴って下半身が太くなってしまっている女性の場合、飛んだりはねたりするような運動はむしろ逆効果で、セルライトがかたくなり、除去していくのがむずかしくなってしまいます。体重が何キロもオーバーしている人であれば、ひざや足首などの関節に、大きな負担をかけてしまいます。

そのような心配なしに楽しめる運動といえば水泳。ふくらはぎであれ、太ももであれ、下半身を細くしたいと思っている人には一番おすすめです。水泳は脂肪を燃やすのに理想的なエアロビクス。しかも、からだのすべての筋肉をつかう運動でありながら、関節に負担をかけることもありません。陸上でおこなう場合と違って、からだが浮いている状態で、重力のかからない水中で筋肉を動かすからです。

水中をスイスイ進んでいくとき、からだはとうぜんのことながら水の抵抗をうけます。これは、いうなればからだの組織が強力なウォーターマッサージをうけているようなもので、血行をよくしながら、からだを引き締めていくのに大いに役立ってくれます。

もちろん泳がなくても、プールのなかを歩いたり、水のなかでエクササイズをするアクアビクスを、楽しむのもいいでしょう。

下半身が太くても、セルライトがない人だったら、スイミング以外のスポーツを楽しんでもかまいません。ただし、あくまでも「適度」を守ってください。激しい運動のほうがより効果が早くでると思い込んで無理することは禁物です。運動量が多ければ多いほど、からだは多くの酸素を必要とします。酸素の消費量が多ければ、それに比例して活性酸素の発生量も増加してしまいます。活性酸素が暴れまわれば、体内はどんどん酸化され、まともな代謝活動は阻害され、からだに多くの悪影響をおよぼします。

スイミングだってしかりです。のんびり、ゆったりとしたペースで、水とたわむれてください。競泳のような泳ぎ方では、やはり、活性酸素が体内で大暴れするばかりか、つけたくない筋肉が発達して、理想的なプロポーションメーキングがむずかしくなってしまうことも現実にあるのです。

Isometrics アイソメトリックスは簡単で効果的な運動

無駄な脂肪を効率よく燃焼するにはウォーキングが最適ですし、水泳を楽しむのもいいでしょう。ただ、脂肪をとるためのこうした「動的運動（Aerobics＝エアロビクス）」と同時に、お尻や脚のたるみをなくし、キュッと引き締めていくには、筋力を鍛えるための「静的運動（Isometrics＝アイソメトリックス）」が必要です。

アイソメトリックスなんてむずかしそうなよび方をすると、それだけで拒否反応をおこす人もいるかもしれませんが、だれでも、いつでも、どこでも、簡単にできる効果的な引き締め法は、ほかにありません。起床時や就寝前、あるいは会社でも、生活のなかのちょっとした時間にうまくとり入れ、理想の下半身づくりを加速していただきたいものです。

アイソメトリックスのやり方は、鍛えようとする筋肉が全力で収縮した状態を六秒間続け、それを三回から五回繰り返すだけ。拍子抜けしてしまうほど簡単ですが、確実に効果がでます。

筋肉というのは、細胞の束《たば》でできていて、その筋肉細胞のなかには筋原線維《きんげんせんい》という細い束が並び、さらに筋原線維のなかには、フィラメントという細い糸のようなタンパク質が並んでいます。筋肉を鍛えるには、フィラメントの数をふやす必要がありますが、筋肉に通常より大きな負荷をかけることにより、それが可能となります。

通常、筋肉が縮まるときには、半分程度のフィラメントしかつかわれていません。たとえばフィラメントが六本あるとすると、まず三本が筋肉を縮めるために働き、五秒後に残りの三本と交替します。これで間にあえば、フィラメントはふえません。ところが、いつもと違う重労働を筋肉にさせると、半分の本数ではたりず、最初からすべてのフィラメントが動員されます。ただし、働きが五秒しか持続しないことにはかわりありません。負荷が五秒以上続くと、交替要員はいなくなり、からだはその重労働を引きうけるために、フィラメントの本数をふやそうとします。この仕組みを利用した六秒間の筋肉増強法が、アイソメトリックスなのです。

アイソメトリックスはひとつの動作を六秒間、三〜五回繰り返すだけのとても簡単な筋肉引き締め法でありながら、毎日やる必要もありません。一日おきにおこなうだけでOK。やり方は、具体的にこのあとお話ししていきますが、できるだけらくにグッド・プロポーションを手に入れたい、なんて虫のいいことを考えている人にはピッタリ。月・水・金はウォーキング、火・木・土はアイソメトリックスというように習慣づければいいのですから、「エクササイズをやる時間はない……」なんていう、エクスキューズはやめましょうネ。

Stretching ストレッチでからだをやわらかくする

筋肉のなかには、アイソメトリックスで鍛えるのがむずかしい部分もあります。たとえば腓《ひ》腹《ふく》筋《きん》とよばれるふくらはぎの筋肉は、力一杯働かせようと思っても、どうすればいいのかわかりません。そういう筋肉に対しては、ストレッチが有効です。ストレッチとは、のばすとか引っぱるという意味で、自分の感覚で、筋肉や腱を意識的にのばして、その姿勢を維持させる動作がストレッチです。反動をつけずに静かに筋肉をのばし、その状態をアイソメトリックス同様、六秒間続けるだけですから簡単です。

からだの柔軟性を高めて、筋肉痛や関節障害などを防止し、さらに血行をよくし、筋肉に弾性を与えてリラックスさせます。どのような運動をする場合でも、ウォームアップとクールダウンは必要ですが、このようなときにもストレッチは有効です。

部位別・I&Sを実践

それではアイソメトリックスとストレッチの組み合わせを、部位別にみていくことにしましょう。ここでご紹介するものを、すべて実践しようとは思わないでください。ご自分が気になっている部位に効くエクササイズから、一日数種類だけ選んで、おこなっていくようにします。一種類というのは、一つのアルファベット、たとえばAの①②の動作を指します。自分がやりやすそうに感じるものを選んでかまいません。三種類程度のI&Sを一日やったら、つぎの日には別のI&Sを選ぶようにします。毎日同じエクササイズだけをやる、ということにならないように気をつけましょう。

すべての部位が気になっているのであれば、一日めは、たとえば、三つの部位（ふくらはぎ・太もも・お尻）のエクササイズからそれぞれ一つずつアルファベットのI&Sを選んで実施。つぎの日は、三つの部位（ふくらはぎ・太もも・ひざまわり）

から、前の日におこなったものと別のエクササイズを選んで実行するようにします。気になっているのは太ももだけというのなら、太ももの内側のI&Sを一種類、外側のものを一種類、うしろ側のものを一種類というように選んでもいいでしょうし、気になっているのがうしろ側だけだったら、その部位のものを二種類＋お尻（ヒップアップのため）をおこなうようにすればいいでしょう。

つまり、自分のニーズにあわせて、自分がこれだったら続けられると思うI&Sを、好きなように三種類組みあわせて実行すればいいということです。簡単でしょう？

なお、三種類というのは、あくまでも目安です。効果を期待するには、一日に最低でもそれくらいは頑張っていただきたいと思います。でも、普段から運動をしている人や、体力的に無理でなければ、四種類でも、五種類でも実践してかまいません。そのほうがとうぜん、効果もでやすくなります。ただし、一日だけ疲れはてるまでやって、あとはやらない、ということがないよう、毎日少しずつでもいいから続けることがたいせつです。

I&Sを実践する場合、動作はつねにゆっくりおこなうようにしてください。からだを曲げたり、胸をからだの部分に近づけるようにするときには息を吐き、のびあがったり、からだを床から離したり、脚をあげたりするときには息を吸い込みます。

また、一つ一つの動作に神経を集中することもたいせつです。「今夜はなにを食べよう」なんて考えながらやることはタブーです。自分のからだのどこの部分がのばされているのか、どこに効いているのか、感じながらおこなうことが、確実な効果につながります。

どのようなI&Sをおこなう場合でも、無理は禁物。無理をしたからといって、効果が早くでるわけではありませんし、むしろ組織を痛め、害になることすらあるのです。からだが自分に対して、なにを語っているのか、耳を傾けてみてください。どれだけ、からだを曲げたり、脚をあげたりできるかは問題ではないのです。重要なことは、一つ一つの動作で、自分のできる範囲内で努力することです。

ふくらはぎ　筋肉を鍛《きた》え、むくみを予防する

スカートをはいているときなど、つねに露出《ろしゅつ》している部分だけに、ふくらはぎや足首が太いのは女性にとっては悩みのタネといえます。しかし、「ふくらはぎは細くな

ふくらはぎストレッチ&エクササイズ

①片脚を床に平行にあげる。足首を曲げ、足先をめいっぱい引きおこし、六秒間静止。つぎに足首、足先をグーッとのばして六秒間静止。三回繰り返す。反対の脚も同様に。慣れたら、五回まで増やす。

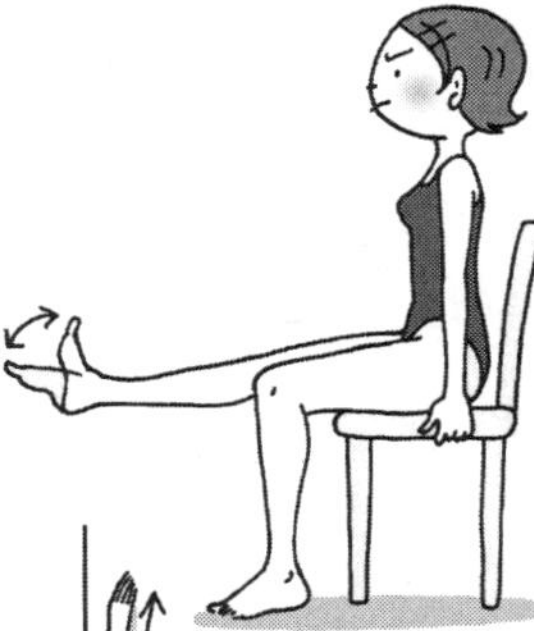

②右手を高くあげ、指先を壁のできるだけ高いところに届かせたまま六秒間静止。三回繰り返す。手をかえて同様に。

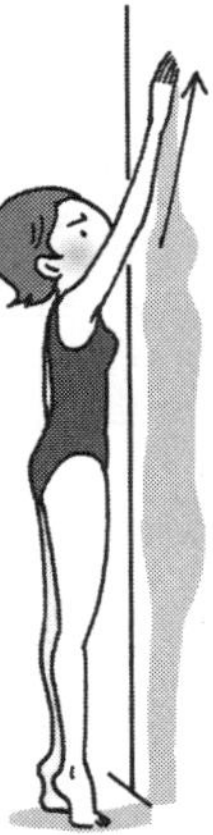

③テーブルから六〇センチ~一メートル離れ、腰を曲げずに手をつく。かかとを床から離さないで背をそらせ、六秒間静止。慣れたらテーブルから徐々に離れる。

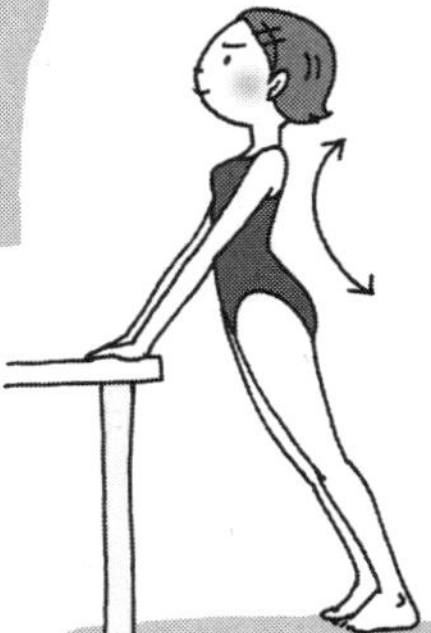

らない」と思い込み、あきらめている女性が多いのは残念でなりません。

うっ血をおこしたり、組織液の停滞やむくみなどの影響をもっともうけやすいのが、ふくらはぎと足首なのです。すなわち血液、リンパの流れをよくすることによって、まっ先に細くなってくれるのも、これらの部分なのです。

ふくらはぎを細くしたいと相談にくる女性は「とにかく筋肉を落とす方法を教えてください」などと、とんでもないことをいいだすので驚いてしまいます。

筋肉が落ちればたしかに細くはなるでしょう。しかし、筋肉が落ちてしまっている脚を、だれが美しい、魅力的と思うでしょうか。たとえば、脚を骨折した場合、ギプスをし、寝たきりの状態が続くと、筋肉の落ちた細い脚になります。でもこれがあなたの望む魅力的な細いふくらはぎなのでしょうか。

筋肉というのは、鍛えれば鍛えるほど強化されますが、逆につかわなければどんどん退化していき、細くなります。しかし、このような状態は病的以外のなにものでもありません。筋肉が落ちれば、エネルギーのつかわれる部分が減ったことになるわけですから、逆に脂肪がつきやすくなってしまうのです。しかも水分がたまりやすくなりますから、むくみや冷えで苦しむことにもなるのです。

ふくらはぎを細くするというのは、筋肉を落とすことではありません。むしろ、ある程度、筋肉を鍛え、脂肪の定着を防ぐと同時に、むくみの予防をしていくことがかんじんなのです。

太もも・お尻　血液の循環をよくし、引き締める

下半身を細くしたいと思っている女性のほとんどが、まず太ももを細くしたいといいます。ウエストサイズで自分にあったジーパンを買おうとしたら太ももで引っかかってはけないとか、太ももが入るジーパンを選んだらウエストがガバガバでみっともない、などの悩みをもっている女性は想像以上に多いようです。

太ももというのはもっとも無駄なお肉がつきやすい部位といえます。女性の場合、きついガードルなどで血液の流れが非常に悪くなってしまっているところにもってきて、長時間座っているようなことが多いと、太ももは圧迫され、ますます血行は阻害《そがい》され、リンパの流れなどもスムーズにはいかなくなってしまいます。このような状態では、老廃物や脂肪の運びだしなどもうまくいくわけなどなく、太ももはただ、みに

くく太くなってしまうのです。

太ももそのものよりは太くはなりにくいですが、臀部《でんぶ》（お尻）はどうしても血液やリンパの流れがとどこおりやすく、脂肪もつきやすいといえます。

日常生活において、あまり活発につかう部分ではないということに加え、運動などにおいても、この部分を鍛えようとすることはごくまれだといえると思います。

しかし、若いときから気をつかっていないと、歳《とし》をとるにつれ筋力が非常に弱まり、筋肉はデレッとたれさがってしまいます。このような状態では脚そのものまで、短くみえてしまいます。

座ってばかりいる人は要注意です。からだの重みがすべて臀部にかかるわけですから、血液の循環が悪くなってあたりまえです。何回もいうように、血行不良は、下半身デブにとって致命的です。なにも下半身デブの女性たちだけではありません。いまのところ、まったくそんな悩みはないといいきっている人でも、安心していられません。一日中、デスクワークをしていたり、コンピューターのディスプレイとにらめっこしていたり、運動不足だったりすると、お尻が扁平《へんぺい》になり、大きくなって、プロポーションのバランスをくずしてしまう結果となります。

ウォームアップ&ストレッチ

ふくらはぎ以外のエクササイズは、つぎのウォームアップと軽いストレッチをおこなう。

①両脚を肩の幅に開き、腕は力を抜いて両脇に自然に落とす。両肩を両耳につけるような気持ちで、めいっぱい引きあげる。そして、リラックス。五回繰り返す。

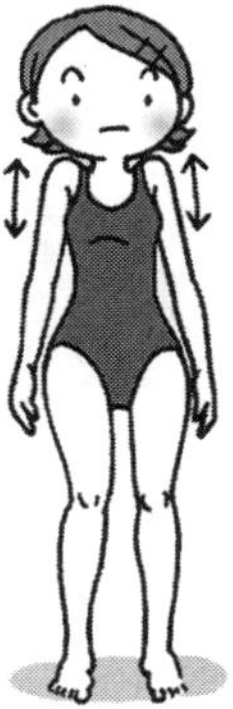

②両肩を前方向に五回、うしろ方向に五回まわす。

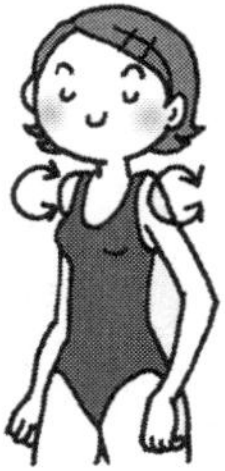

③右腕をひじから大きく前にまわす。三回まわしたら、左手も三回。そのあとは大きくうしろにまわす。両腕とも三回ずつ。

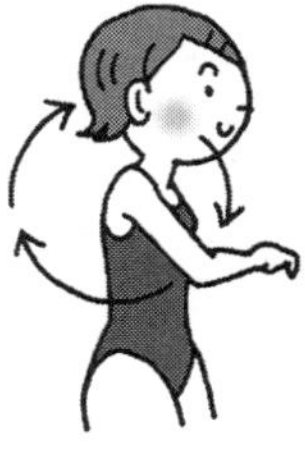

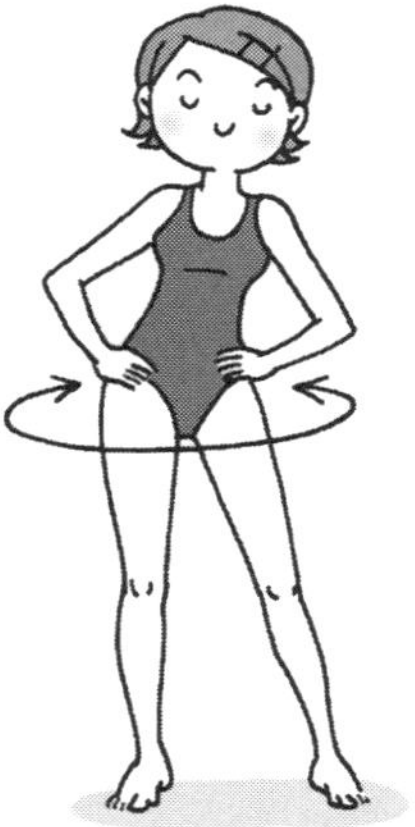

④手を腰におき、ヒップを円を描くように回転させる。右から左へ五回まわしたら、逆方向に五回まわす。

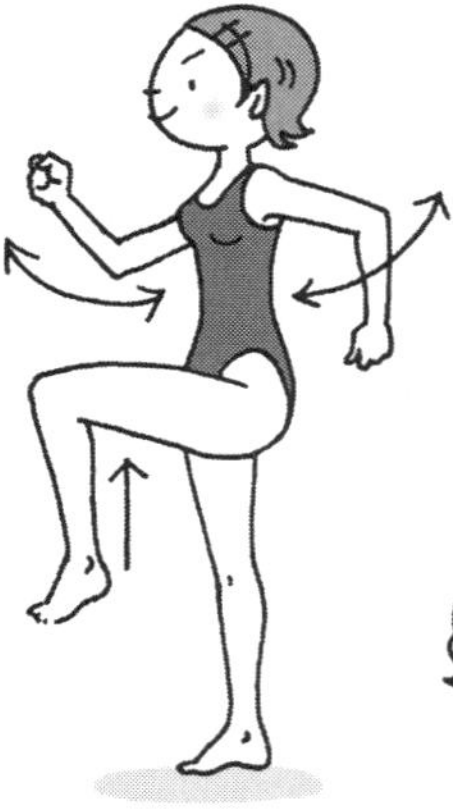

⑤その場で、一六回足踏みする。ひざを高くあげ、腕も大きくふる。

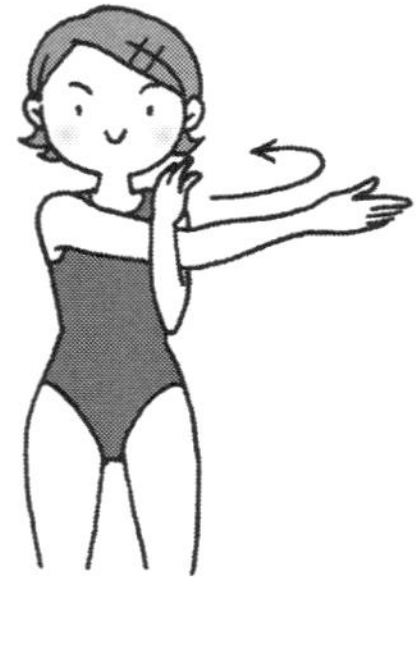

⑥右腕をのばしたまま、左腕で右ひじをはさみ込む。はさんだ右ひじを左手でうしろにまわすように引っ張る。六秒間引っ張ったら、力を抜く。腕をかえ、反対側も同様に。

⑦右腕を上にのばし、指先方向に引っ張られるような気持ちでのばしながら真横にたおす。六秒間静止する。反対側も同様に。

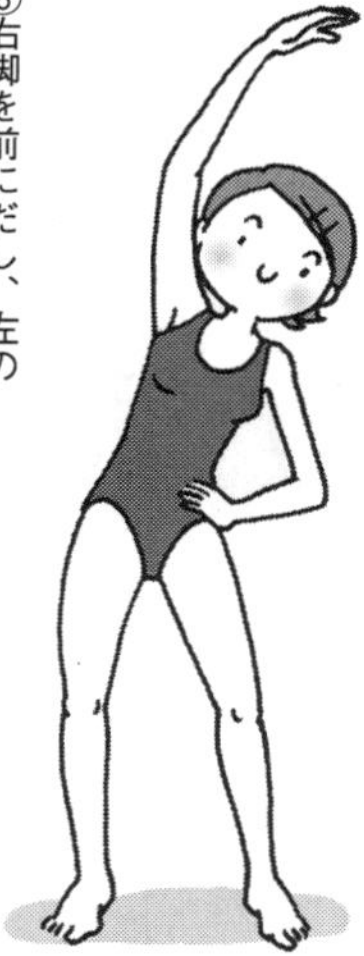

⑧右脚を前にだし、左のももに手をのせ、ひざを曲げる。背中と首をまっすぐに保ちながら前にたおす。右の太もものうしろ側がのばされているのを感じながら六秒間静止。元の姿勢に戻り、三〜五回繰り返す。脚をかえて同様に。

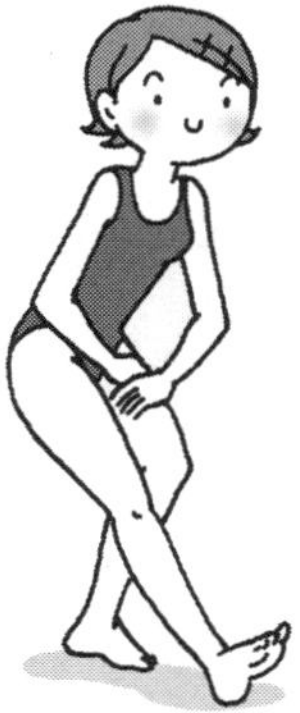

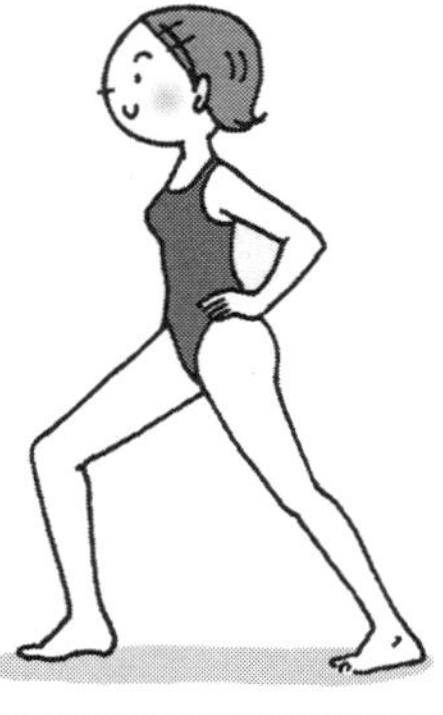

⑨右脚を一歩前にだし、左脚のひざはのばし、かかとを床につけたまま、右脚のひざがつま先の前まででるまで曲げていく。反動はつけない。六秒間静止したら、元の位置に戻り、脚をかえて同様に。三回繰り返す。

1 太もも前面〜お尻エクササイズ

ABから選択

1―A　脚をそろえ、壁から二〇センチ離れて立ち、壁に背中をつけたまま静かにひざを曲げながら落としていく。太ももが床と平行になったところで六秒間静止し、元の姿勢に戻る。三〜五回。太ももの前面と臀部の筋肉を強化する。慣れたら壁から徐々に離れる。

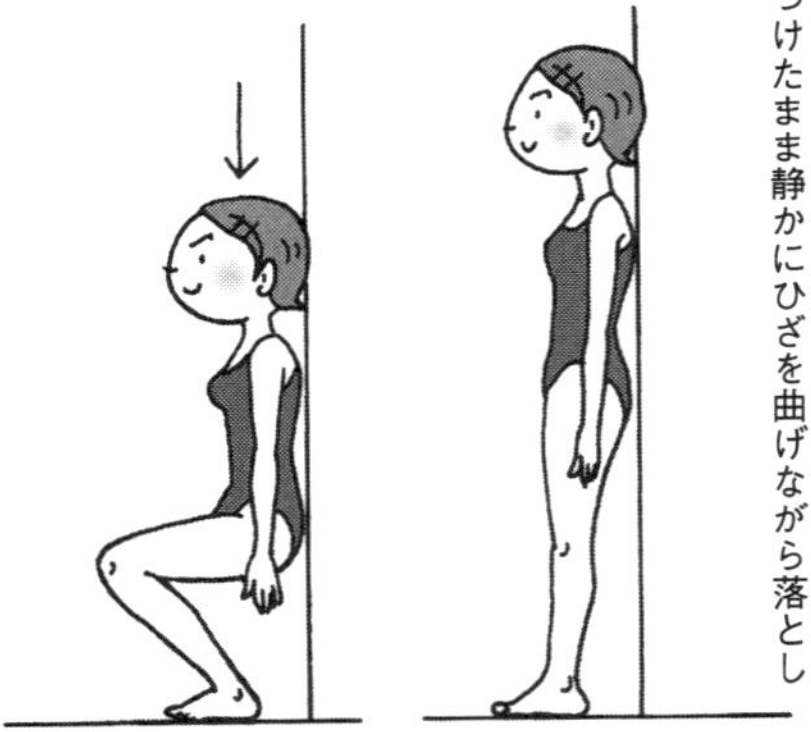

1―B　脚を開いて、1―Aと同様に腰を落として六秒間静止。三〜五回。太ももの内側も同様に引き締められる。

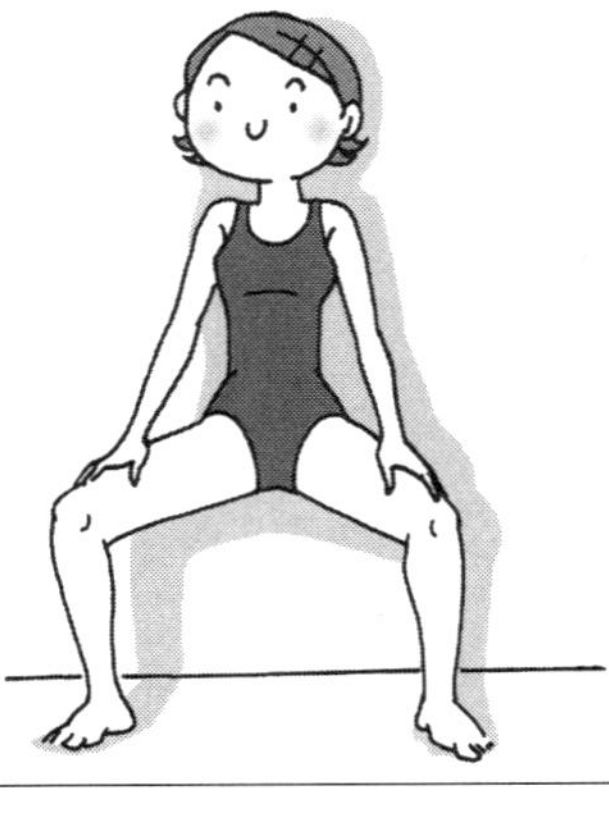

2 太もも内側エクササイズ

ABCDから選択

2―A

①両脚を左右に大きく開く。前かがみにならないように右ひざを曲げていく。ももの内側が引きのばされていくのを感じながら右のももが床と平行になったら六秒間静止。元の姿勢に戻し、三回繰り返す。

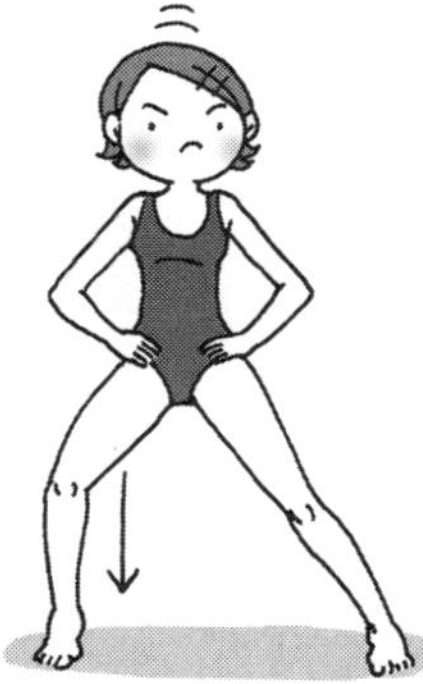

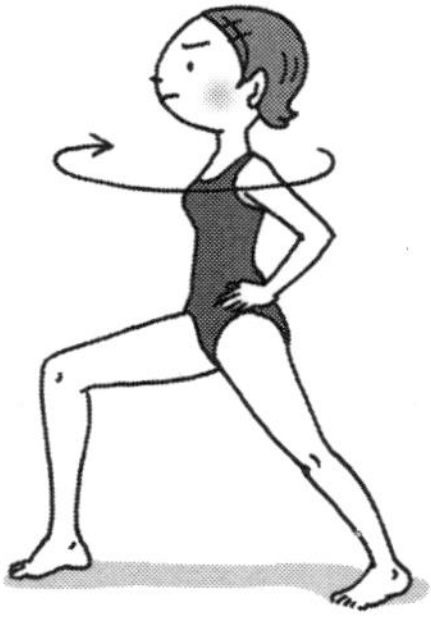

②脚は開いたまま、からだ全体を右にまわす。左脚のひざはのばしたまま、右脚のひざをくるぶしの前まで曲げていく。両脚のかかとは床についた状態で六秒間静止。元の姿勢に戻し、三回繰り返す。

③からだを左方向にまわし、前向きの状態に戻す。

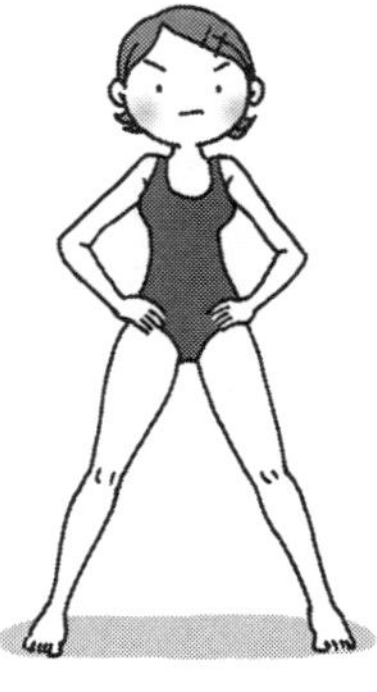

④①から、脚をかえて繰り返す。

2―B

①横向きに寝る。右腕で上半身を支え、腰は床に対して垂直に、おなかは引っ込める。左脚を曲げ、脚はからだの前の床につき、ひざは宙に浮かせる。

②右脚をゆっくりと三〇センチ程度あげ、六秒間キープし、ゆっくりおろす。八回繰り返す。指先はのばさず、足首から自然にぶらさがった状態でおこなう。

③反対側を向き、①から同様に。

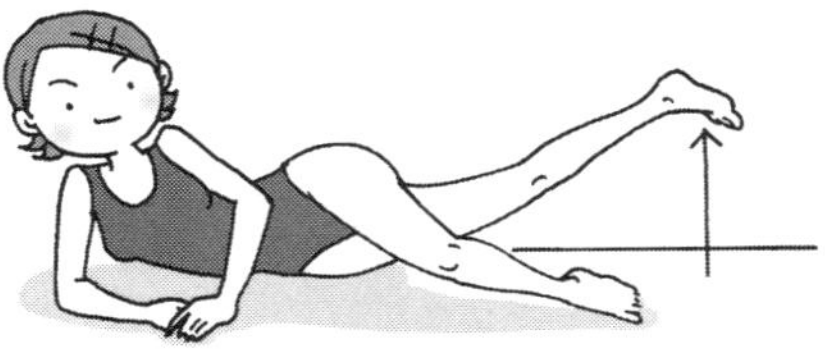

2―C

同様の姿勢でゆっくり床から三〇センチ脚をあげたら、足首をリラックスさせたまま、脚で小さな円を描く。ゆっくり、時計まわりに八回、反対まわりに八回まわし、静かにおろす。反対側を向き、同様に。

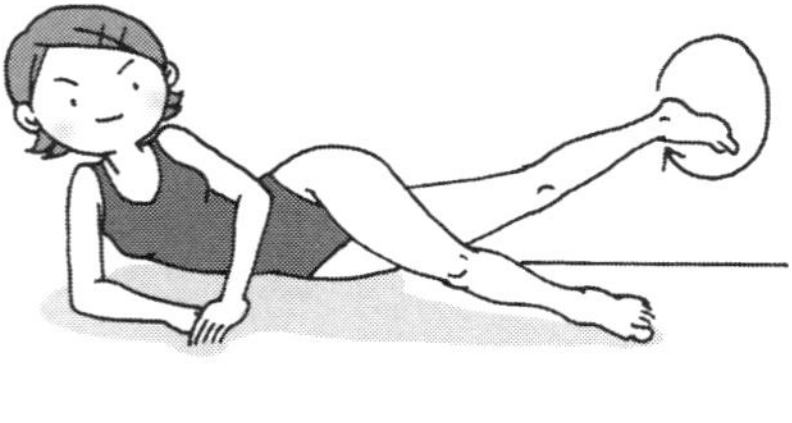

2―D

BもCもらくにできるようになったら、足首に重りをつける→レジスタンス・ベルトをつかう、というようにレベルアップをする。レジスタンス・ベルトは足首に巻く。

3　太ももうしろ側エクササイズ

ABCから選択

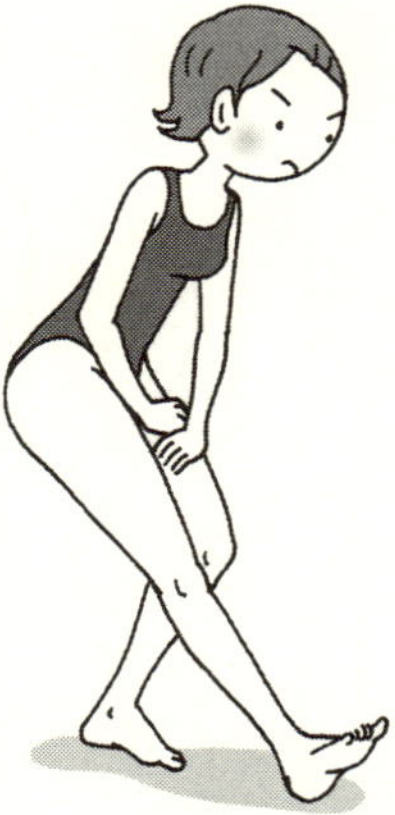

3—A
右脚を前にだし、左のももに手をのせ、ひざを曲げる。背中と首をまっすぐに保ちながら前にたおす。太もものうしろ側がのばされているのを感じながら六秒間静止。元の姿勢に戻り、三〜五回繰り返す。反対の脚も同様に。

3—B
床にうつぶせになり、お尻の筋肉に力を入れる。右のひざを曲げ、ふくらはぎを太ももに対して直角にした状態で足の裏が天井を向くまで、ゆっくりとあげる。太もものうしろ側の筋肉が働いていることを感じながら八回。反対の脚も同様に。

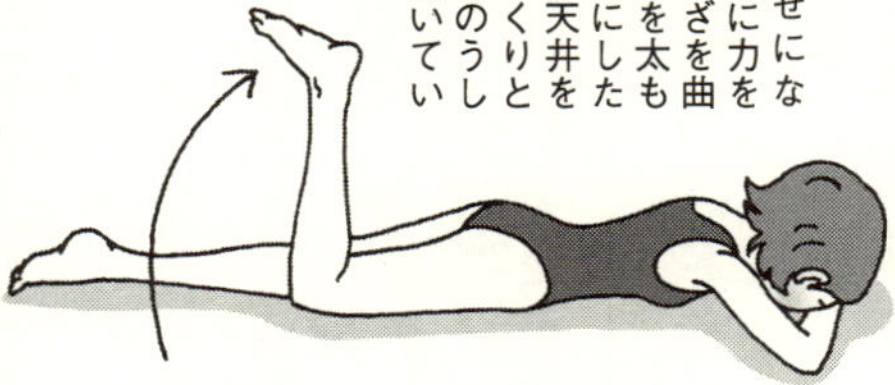

3—C
足首に軽い重りをつける。レジスタンス・ベルトをつかう場合は、動かしていないほうの脚の足首と、動かしているほうの脚の足の甲につかう。

4 太ももつけ根・前面・外側・内側エクササイズ

ＡＢＣＤから選択

4―A

①床に両ひざを立てて座る。ひざの外側を両手で押さえて、内側方向に力一杯、六秒間押す。これに対し、ひざは外側に開くように力を入れる。三回。

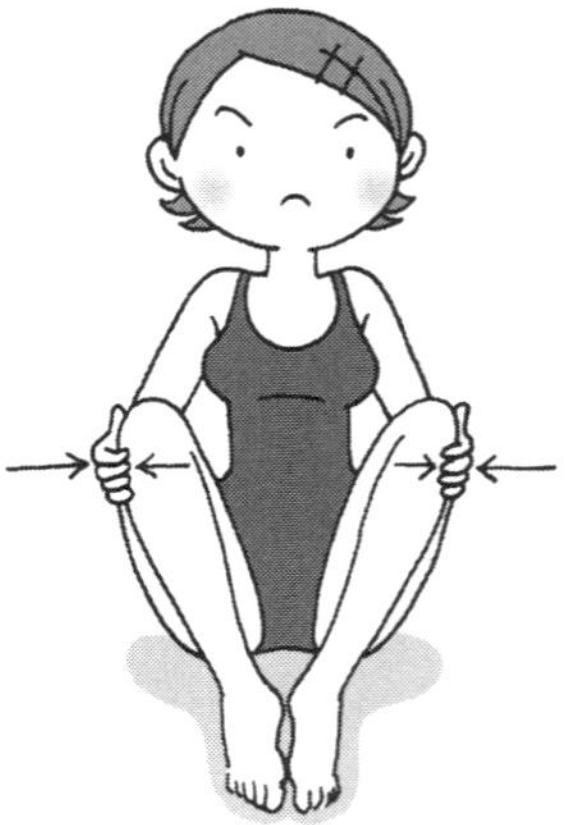

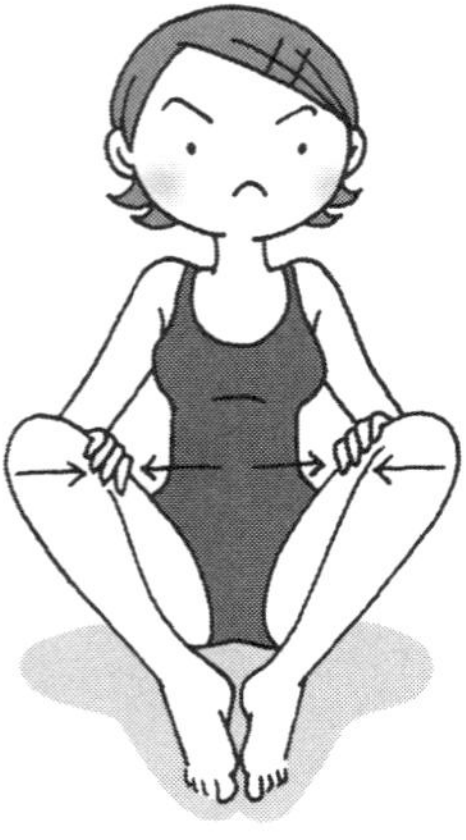

②ひざの内側に手のひらをあてて外方向に向けて六秒間押す。これに対して両ひざは内方向に向けて閉じるように力を入れる。三回。

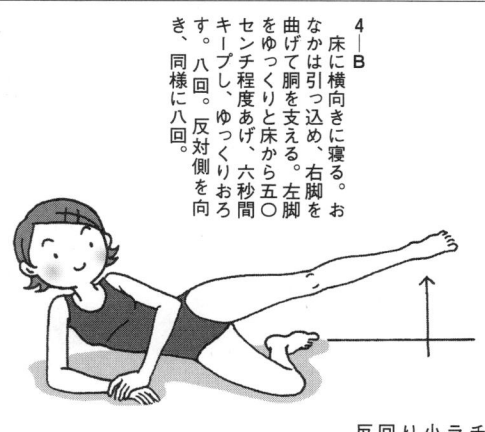

4―B
床に横向きに寝る。おなかは引っ込め、右脚を曲げて胴を支える。左脚をゆっくりと床から五〇センチ程度あげ、六秒間キープし、ゆっくりおろす。八回。反対側を向き、同様に八回。

4―C
ゆっくり床から五〇センチ脚をあげたら、足首をリラックスさせたまま、脚で小さな円を描く。時計まわりに八回、反対まわりに八回まわし、静かにおろす。反対側を向き、同様に。

4―D
足首に重りをつけ、BとCのエクササイズを実行。つぎのステップとしては、太ももにレジスタンス・ベルトをつける。ベルトを下にするほど、強い筋力トレーニングに。

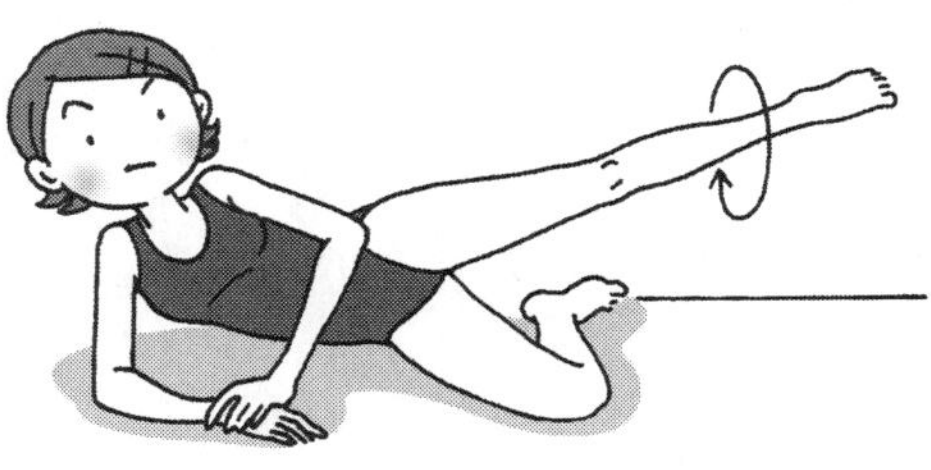

5　お尻エクササイズ

床にうつぶせになり、お尻の二つの山を中心であわせて、なにかをつかむような感じで力を入れる。六秒間静止し、力を抜く。五回。

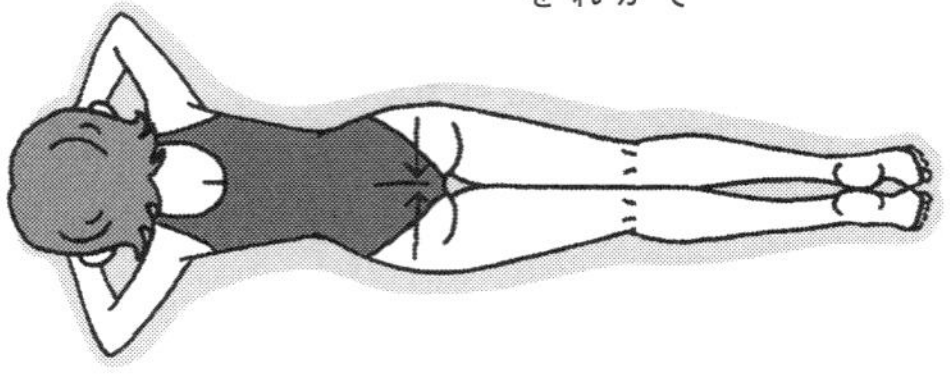

ひざのまわり　うっ血をとる

ひざのまわりというのもセルライトがつきやすく、みにくく太くなりやすい部分です。長時間、同じ姿勢で立っていたり、正座をしていたりすると、その部分の血液の流れは最悪の状態になります。「ひざ」というと、すぐ屈伸《くっしん》運動を思い浮かべますが、ひざのまわりの太さを解消するためには効果がありません。むしろ、その部分を打ちあわせる、あるいは摩《ま》擦《さつ》する、という方法が最適です。

　とくに太さが気になっているわけではなくても、ひざの疲れやすさを訴える女性は意外に多いものです。ちょっと運動したり、階段などの上がり下がりで、ひざがガクガクしてしまう、という人もいるでしょう。

ひざがガクガクしたり、痛くなったりすると、ひざ全体が「どうにかなっちゃった」と思うかもしれませんが、じっさいにはひざそのものが疲れているわけではありません。ひざには、上腿と下腿の筋肉の腱が集中していますが、ひざそのものに筋肉はないのです。

筋肉というのは、中間部にうっ血がおこったりすると、痛みは端のほうに、つまり腱のほうに集中する性質をもっています。これはどういうことかというと、太ももの筋肉などがうっ血をおこしたような場合に、それが端のほうのひざに痛みとしてあらわれるということなのです。

これまでお話ししてきたＡＩＳをしっかりおこなっていけば、筋力アップによってひざの疲れやうっ血はスムーズに改善してくれるはずですし、それがセルライトを落としていくことにつながっていきます。それでも、ひざのまわりが気になるということであれば、一〇二〜一〇三ページの「ひざのまわりエクササイズ」が役に立ちます。

ひざのまわりエクササイズ

ABCDから選択

A　両手をひざにあて、ゆっくり回転させる。ひざの関節をとりまく靱帯をやわらかくし、血液の循環をよくするので、脚の筋肉全体の疲れをとり去るのにも有効。

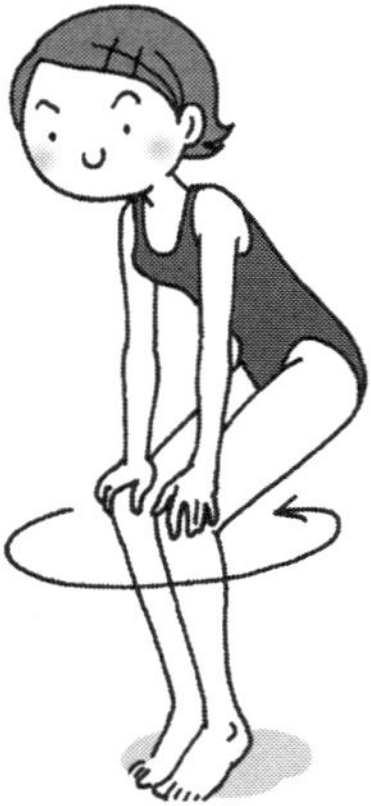

B　あおむけに寝たまま、空中で自転車こぎ。ひざをこすりあわせながら、ゆっくりと。二〇回。

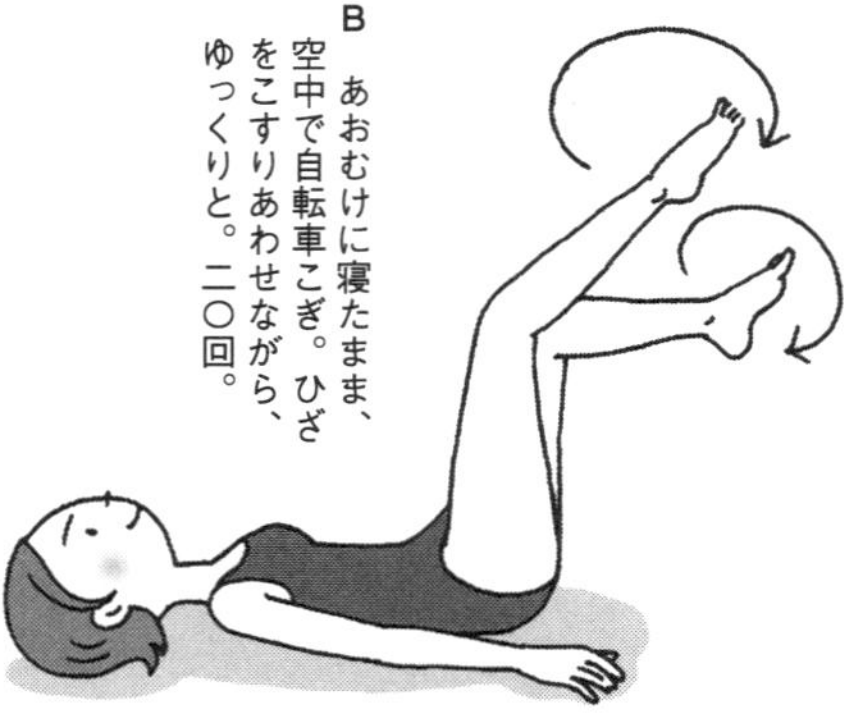

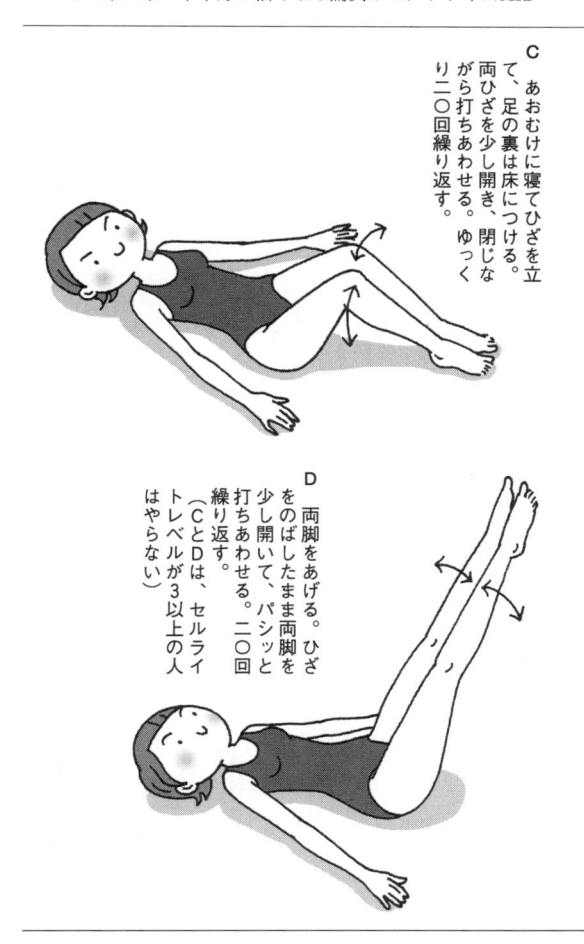

C　あおむけに寝てひざを立て、足の裏は床につける。両ひざを少し開き、閉じながら打ちあわせる。ゆっくり二〇回繰り返す。

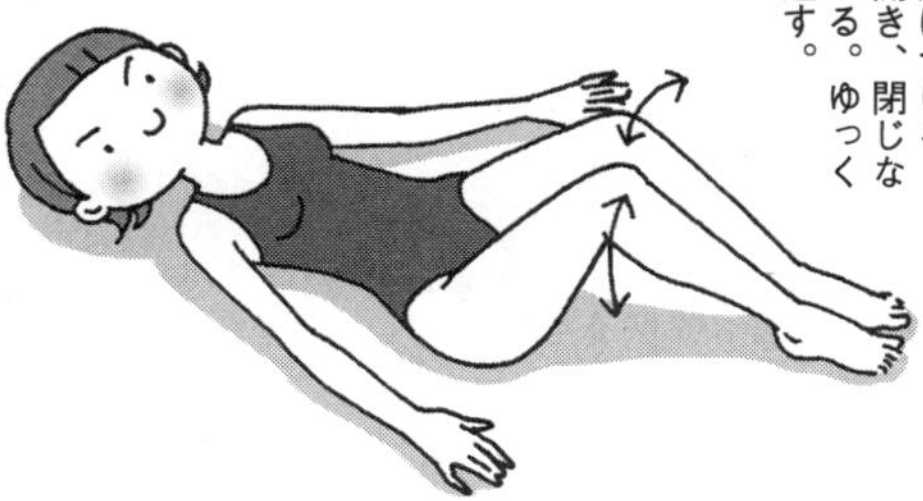

D　両脚をあげる。ひざをのばしたまま両脚を少し開いて、パシッと打ちあわせる。二〇回繰り返す。（CとDは、セルライトレベルが3以上の人はやらない）

クールダウン&ストレッチ

最後にクールダウンのストレッチとして2—A（九五ページ参照）をおこなってエクササイズを終了します。また、クールダウンといっしょに、つぎのストレッチをしてください。

足の甲をもち、静かにかかとをお尻に引きつける。その姿勢から、ひざをうしろ方向に引っ張るように。太ももの前側がのばされるのを感じながら六秒間静止して力を抜く。三回繰り返す。反対の脚も同様に。

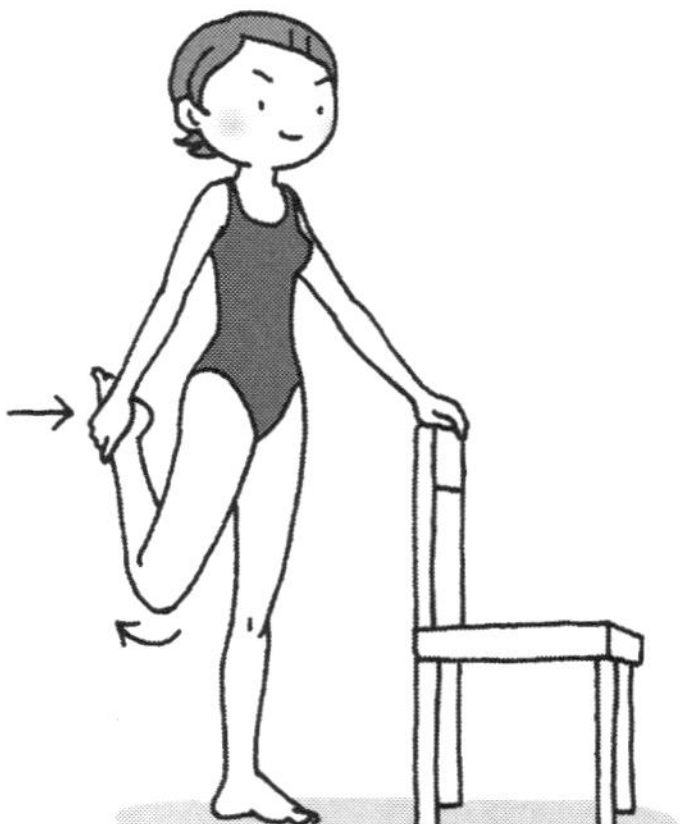

深い呼吸が血流をよくする

息を吸ったり吐いたり、「呼吸する」ということは私たちにとってあまりにもあたりまえのことで、その重要性を考えることなどまずないでしょう。しかし、このあたりまえの呼吸もセルライト&下半身デブを解消、脚をスッキリ細くするのに大きな役割をもっているのです。

呼吸の目的は酸素をとり入れるために空気を肺に送り込むことと、不必要な二酸化炭素を体外に排出させることです。こうした呼吸運動は、ガス交換ばかりでなく、「呼吸ポンプ」として働き、リンパ液を静脈へ戻したり、静脈血を心臓へと戻します。運動は「筋肉ポンプ」と「呼吸ポンプ」の働きを増大させ、静脈還流を促進しますが、ゆっくりとした深い胸郭呼吸を心がけるだけでも、呼吸ポンプの働きにより、リンパや静脈血のスムーズな還流はうながされ、むくみは解消します。脂肪や老廃物の運びだしもうまくいくようになります。もちろん、深い呼吸は血液の浄化も進めます。

末梢の血行をうながす呼吸法

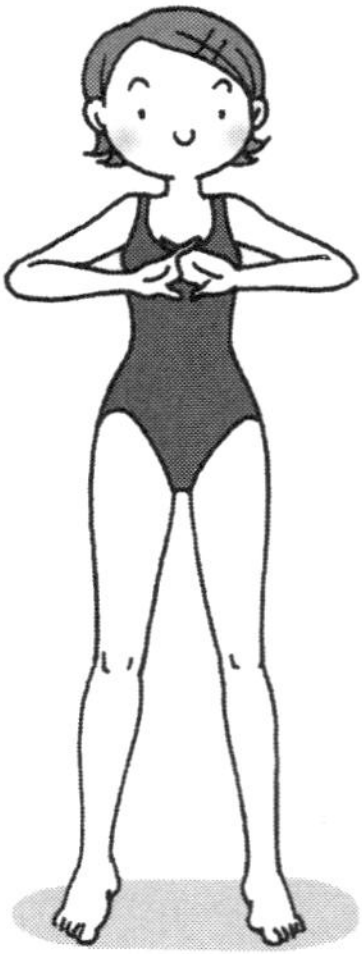

①ゆっくり息を吸いながら、両手をあげ、胸の前で指を組み合わせる。息を吐きながらひざを曲げていき、手のひらは指をからめたまま、外側に向ける。

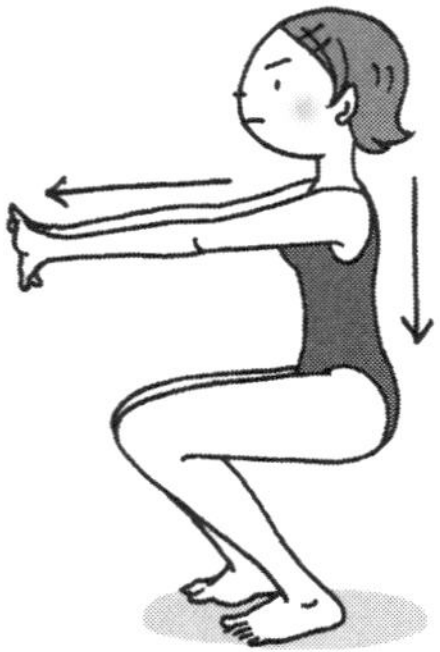

②息を吐きながら、腰をひざの位置までおろし、同時に両腕を前にぐっと押しだし、ひじを完全にのばしきる。かかとは床から離さないように、前かがみにならないように注意。

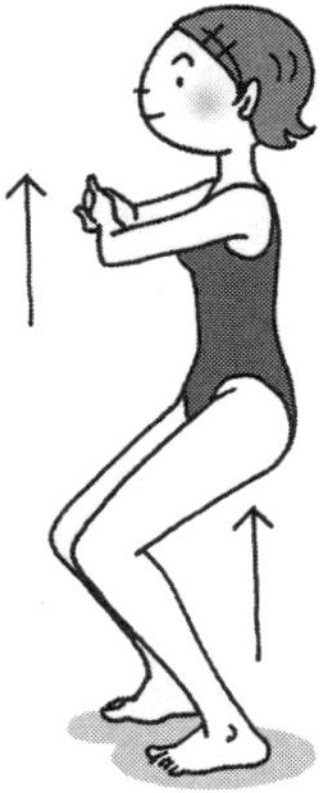

③息をゆっくり吸いながら、ひざをのばしていく。ひざをのばすと同時に、腕は組んだまま頭の上にもっていく。ひじ、ひざをぐっとのばす。

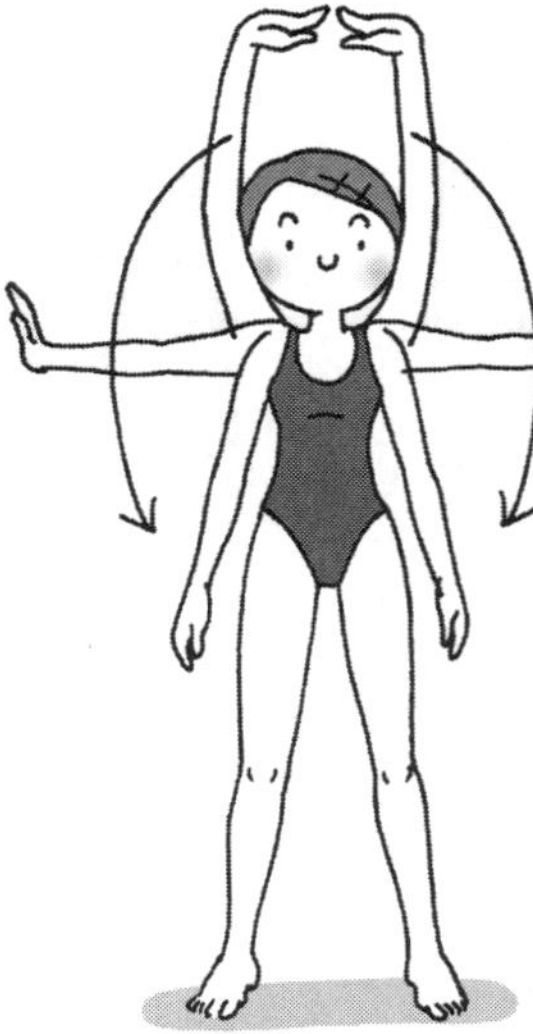

④息を吐きながら指をはなし、ゆっくりと手首を上に折り曲げながら、両腕を横におろしていく。

⑤両腕が腰におりたときには、息をすっかり吐いた状態に。三回繰り返す。

毎朝おきたとき、おなかに多少力を入れて引っ込め、胸をふくらませるよう意識しながら息をゆっくり六秒間吸い込み、一〜二秒間止め、六秒かけて吐く、という呼吸法を五セットおこなってください。肺の底の空気まで吐きだしてしまうような気持ちでゆっくりと空気を吐いていくと、無理に息を吸おうとしなくても、自然に空気が肺に流れ込んできてくれます。

夕方の、脚がむくみやすい時間帯にこの呼吸法をおこなってもいいでしょう。この呼吸法をしばらく続けていると、普段でも無意識に胸で深い呼吸をするようになってきます。こんな簡単なことでも、きちんと自分の習慣にしていくことで、下半身デブ改善が加速することになります。

胸郭呼吸を心がけることは、血液やリンパの還流促進だけにとどまらず、心を落ちつけ、心のなかの感情の波立ちをやわらげることにもつながります。じつに不思議なことですが、大きく息を吐くだけでも、自然に心がスーッと落ちついてくるものなのです。

私たちの心とからだはけっして切りはなしては考えられません。すでに触れたとおり、ストレスがセルライトの引き金になることもありますし、すでにセルライトのある人にとっては、悪化につながります。

ストレス解消やリラクセーションには、軽いエクササイズやアロマテラピーとともに、簡単な呼吸法が効果を発揮してくれます。自律神経の強化にも役立ち、自分の心をコントロールできるようになります。

先にお話しした呼吸法を習慣づけるとともに、一日のうちでホッとリラックスできる時間には、からだを動かしながらおこなう、一〇六〜一〇七ページの簡単な呼吸法も実践するといいでしょう。

セルライト解消にヨガもおすすめ

ストレッチと呼吸法を合体させたエクササイズといえばヨガ。欧米のセルライト治療の専門家が一致して「効果的」と太鼓判を押しています。ニューヨークのヘルスコンシャスな女性たちは、クルクルッと巻いたヨガ・マットをハンドバッグのようにもち歩いています。ちょっとした時間とスペースさえあれば、自分のからだと精神を鍛えられるからでしょう。

ヨガというと、どうしてもアクロバットのような奇怪な姿勢を連想してしまいますよね。「あんなものできない」と、あきらめてしまう気持ちもよくわかります。でも、セルライト解消作戦に、ほんのちょっとだけヨガを導入することによって、その効果が加速するとしたら、これはもう実践するしかありません。

ヨガでおこなうポーズは、日常生活や、通常のエクササイズではほとんど使われない筋を効果的にのばしてくれます。これまで運動らしい運動をしたことない人であれば、ヨガはからだを目覚めさせてくれるはずです。

血液の循環とホルモンの分泌をよくして、からだ全体のバランスを整える働きがあることもみのがせません。自律神経の強化、背骨のゆがみの矯正などの効果は絶大といえます。

血液を浄化し、新鮮な酸素を全身に送り届け、細胞をリフレッシュさせる呼吸法も、まさに、これまでお話ししてきたように、下半身をスッキリさせるために忘れてはならない要素です。

ヨガにはそれこそ何百もの〝ポーズ〟があります。ここではそれらの紹介はしませんが、ヨガについての本は多くでていますので、参考にしてみるのもいいでしょう。

やりやすそうな、簡単なものだけ選んで実行するだけでも、セルライト改善にプラスに働いてくれるはずです。

第三章　アロマテラピーでしつこいセルライトを排除

アロマテラピーの絶大な効果

どのような理由であれ、からだの組織を循環《じゅんかん》している血液やリンパ液の流れがスムーズにいかなくなれば、いずれはセルライトにつながります。還流《かんりゅう》できない余分な水分は重力の関係で脚にたまり、老廃物《ろうはいぶつ》・毒素《どくそ》などがきちんと処理されないまま、脂肪とともに皮下にどんどんたまっていきます。冷え性やむくみなどの症状は、こうした状態が体内で進行しつつあることを示すものです。

セルライトが本格的に発達し、みにくい下半身をつくってしまうのを防ぐには、食生活の改善とともに、エクササイズを心がけなければなりません。さらにこれらと併用してアロマテラピーをとり入れれば、より早く脚やせ効果が生まれます。これまでことごとく下半身やせ作戦に失敗し続けてきた人でも、これらのすばらしい相乗効果でセルライトを排除し、下半身デブから完全に抜けだすことができるのです！

欧米では、すべてのタイプのセルライトに効果的なトリートメントとしてアロマテラピーがとり入れられています。正しいエッセンシャルオイルのブレンドを選び、効果的なマッサージで集中攻撃していけば、細くなりにくい下半身も、みちがえるようにスッキリしてきます。より効果を早く、確実にだしていくために、うまくアロマテラピーをとり入れていただきたいと思います。

ところでみなさんは、「アロマテラピー」の本当の効果って知ってますか？「余裕のある女性の道楽」とか、「いいにおいを嗅《か》ぐこと」ぐらいにしか思っていないのであれば、このさい、認識を百八十度かえていただかなければなりません。

ヨーロッパにおける伝統医療、自然療法として長い歴史をもつアロマテラピーは、日本においても科学的根拠と臨床《りんしょう》データに裏づけされた治療法として、医療現場でつかわれるようになりつつあるのです。

植物の花・葉・根・樹枝《じゅし》・果皮《かひ》などにふくまれる植物成分を治療につかっていくヒーリング法は何千年も前から世界各国でおこなわれています。東洋の漢方も、まさにこうした植物成分をつかった治療法のひとつです。

アロマテラピーは「芳香療法《ほうこうりょうほう》」といわれ、植物にふくまれる香りのエッセンスを水蒸気蒸留法などで抽出した精油（エッセンシャルオイル）をつかっておこないます。

香りを嗅ぐ芳香浴では、エッセンシャルオイルの有効成分が嗅覚《きゅうかく》を介してダイレクトに脳に作用し、心身に働きかけます。また、肌に塗ると皮膚《ひふ》から吸収されて血中濃度が上昇し、薬理効果を発揮します。つかうエッセンシャルオイルによって効能はそれぞれ違いますが、ＰＭＳ（月経前症候群）や生理痛、更年期《こうねんき》障害の軽減など女性特有の症状はもちろん、リラックス効果、血流改善、水分代謝の改善、リンパの停滞の解消、脂肪分解など、下半身デブ解消に大きな力になってくれるエッセンシャルオイルも数多くあるのです。

薬同様にからだに作用する

欧米では、九五パーセントの女性がセルライトをかかえているといわれるだけあって、アロマテラピーの理論にそって正確に調合された、セルライト撃退専用ブレンドのオイルが市場にでまわっています。最近、日本でもそのようなものが登場しているようですが、残念ながら、まだ一般的ではありません。そのため、実際にトリートメントに使うにはアロマテラピーの専門家に相談するか、ご自分で下半身を細くするマッサージ用にオイルをブレンドしなければなりません。

自分にあった何種類かのオイルを選び、適切なキャリアオイルで希釈《きしゃく》してミックスするだけですから、自分でブレンドするのはむずかしいことではありません。ただ、エッセンシャルオイルは、皮膚から吸収され、薬同様にからだに作用するものであるため、使用にあたって厳重に注意すべきことがあります。正しいつかい方をすれば目的とする効果がしっかりでてくれる反面、つかい方を間違えると、さまざまなトラブルを引きおこすことになるからです。マイナスの影響をおこすことなしに最大の効果を得るために、気をつけていただきたいことをあげていきましょう。

質のいい精油を厳選する

エッセンシャルオイルはもちろん、キャリアオイルも、マッサージ用につかわれるうちに皮膚から血液中に吸収されますので、本当に質のいいものを厳選しなければなりません。残念ながら日本には明確な品質基準がないため、粗悪品《そあくひん》や合成単品香料も多くでまわっており、トラブルの原因になっているのが現状です。アロマテラピーでもっとも重要なことは、高品質のオイル選びといってもいいかもしれません。

まず絶対にこだわりたいのが、原料植物がオーガニック、つまり有機農法栽培されているものであること。欧米はオーガニック基準が非常に厳しく、ボトルに〝オーガニック〟と表示できるのは、正式にオーガニック認定をうけている場合に限ります。また、この表示をしている場合、原料植物のみならず、いっさい合成物質を加えていない、一〇〇パーセント天然であることが義務づけられますから、この表示そのものが最高品質の目安になります。

「一〇〇パーセント天然（100％ Natural）」とか「PURE OIL」などの表示があっても、オーガニックとは限りません。原料の植物を育てるときに農薬をつかい、化学肥料をつかっていても、自然の植物だけつかっていれば、「一〇〇パーセント天然」であることに間違いはないからです。もっとも、「天然」をうたいながらも、合成の香料を混ぜているような粗悪な製品もありますので、このようなものは絶対につかわないようにすることです。

とはいえ、オーガニックのエッセンシャルオイルをみつけるのは至難《しなん》の業《わざ》。医療の現場でつかわれているような信頼のできるメーカーの製品を選んでいくしかないようです。

使用前はかならずパッチテストを

エッセンシャルオイルのように体内に吸収される成分は、体内での影響力が強く、アレルギー反応をおこす人もいます。とくにセルライト改善につかう場合、皮膚の広い範囲に直接つかっていきますので、使用前にはかならず「パッチテスト」をしてください。

パッチテストは簡単にできます。つかう濃度の二倍程度にキャリアオイルで薄めた精油をティッシュにたらして、二の腕の内側の目立たない場所に、直径八〜一〇ミリ程度の面積に塗ります。アレルギーがあれば、通常三十分以内にかゆみや発疹《ほっしん》がでます。そうした異常がでたら、すぐにふきとって、よく洗ってください。

なお、人によっては反応がおきるまでに時間がかかるので、二日間はようすをみたほうがいいでしょう。また、アレルギー反応のでた精油は、芳香浴にもつかわないようにしてください。

同じオイルをつかい続けない

エッセンシャルオイルは、特定の症状改善につかうもので、症状が改善されたら使用をやめるべきです。エッセンシャルオイルは薬のように作用することを忘れてはいけません。頭痛がなおったのに頭痛薬を飲み続けるなんてことはしないでしょう。それと同じで、つかいはじめた目的のトラブルが改善しているのに、ずっとつかい続けることは避けなければなりません。

セルライトのためにも、同じレシピを三〜四週間毎日つかったら、その後は徐々に使用頻度《ひんど》を減らしていくようにします。

ひどいセルライトの場合、解消には時間がかかります。このような場合、同じエッセンシャルオイルをつかい続けていると、からだはその成分に慣れ、効きめがだんだん薄れてきます。三週間ごとに、使用するエッセンシャルオイルをかえましょう。たとえば、三週間サイプレスをつかったら、つぎの三週間はローズマリーをつかうというようにします。

妊婦はつかってはいけない

妊娠中に使えるエッセンシャルオイルはあるのですが、基本的には妊娠しているときはトリートメントはひかえるべきです。妊娠中には皮膚が敏感になることに加え、それまで気にならなかったにおいに不快感を感じたり、イライラするようになるからです。さらに大きな問題は、エッセンシャルオイルの種類によっては、流産を誘発したり、胎児《たいじ》に影響をおよぼすこともあるのです。

現在、エッセンシャルオイルつかっているようであれば、すぐに中止し、アロマテラピーにくわしい医師に相談してください。

妊娠中はエッセンシャルオイルをつかうのではなく、弱いハーブティーで香りを楽しんだり、ハーブをつかったクッキング、ハーブ類そのものを薄めに煎《せん》じて飲む、香りのいい花を部屋に飾るなどを実行することで、生活のなかにうまくアロマテラピーをとり入れるようにするといいでしょう。

レシピどおりに正しくつかう

セルライト排除、下半身デブ解消のためには、老廃物の排泄《はいせつ》をうながしたり、血流やリンパの流れをよくしたり、脂肪の燃焼速度をアップさせるような作用のあるエッセンシャルオイルをいくつか組み合わせて選んでいくことになります。その際にオイルの種類や、使用すべき量が適切でないと、期待する効果が得られなかったり、逆に作用が強すぎ、からだに〝毒〟として作用してしまいます。専門家に相談するか、アロマテラピーの本などに載っているレシピをきちんと守ることがたいせつです。

また、肌につける場合には、そのままつかうのではなく、かならずベースとなるオイルで希釈します。このベースとなるオイルはキャリアオイルとよばれますが、多くの場合、アロマテラピーのためのブレンドの効果を高めるように作用します。

マッサージ目的のためのキャリアオイルには通常アーモンドオイルがつかわれますが、「直接セルライトに働きかけ、確実に効果をだすにはヘーゼルナッツオイルが適している」と、長年セルライトの研究にとり組み、イギリスにおけるセルライト治療の第一人者、ダンシー医師（Dr. Elizabeth Dancey）はいいます。このキャリアオイルそのものに水分の停滞を改善し、線維《せんい》形成を除去する作用があるから、と説明しています。

ダンシー医師は、ご自分のクリニックでの治療でもっとも効果が高いことを確認している組み合わせとして、つぎの五種類のエッセンシャルオイルをつかった処方をすすめています。これらのエッセンシャルオイルはもちろん日本でも手に入りますので、ぜひ試してみるといいでしょう。ただし、このレシピは、妊娠している人はもちろん、胸の疾病《しっぺい》に苦しんでいる人もつかえません。

●セルライト形成要因すべてを排除する最強レシピ

・サイプレス（Cupressus sempervirens）　二滴
　↓血流改善、うっ血をとる
・レモン（Citrus limon）　二滴
　↓血管の強化、血流をふやす
・アトランティック・セダー（Cedrus atlantica）　二滴

↓リンパ排液の改善、脂肪分解

・セージ（Salvia officinalis）　二滴

↓むくみ改善、脂肪分解

・ユーカリ（Eucalyptus citriodora）　二滴

↓ストレス軽減

・キャリアオイル（ヘーゼルナッツオイル）　五ミリリットル

●セルライト治療につかわれるエッセンシャルオイル

ダンシー医師のレシピにつかわれているもの以外で、欧米でセルライト治療によくつかわれているエッセンシャルオイルはつぎのとおりです。

・ジュニパー（Juniperus communis）

↓毒素・老廃物の排出を助ける利尿作用

・ローズマリー（Rosmarinus officinalis）

↓血液循環促進。むくみ改善。皮膚を引き締める

・ゼラニウム（Pelargonium graveolens）

↓リンパ液の流れをよくし、むくみを解消。ホルモン分泌の調整、ストレス軽減も

・パチュリー（Pogostemon cablin）

↓利尿作用があり、むくみを改善。皮膚の引き締め、皮膚の再生作用

・ブラックペッパー（Piper nigrum）

↓血行促進。発汗作用

・サンダルウッド（Santalum album）

↓利尿作用。ストレス軽減

これらのなかでも、ジュニパー（ジュニパーベリー）＋サイプレスは、むくみ解消の定番コンビです。ジュニパー、サイプレス、さらにレモンそれぞれ一滴ずつを五ミリリットルのキャリアオイルで希釈したものをふくらはぎに、下から上にやさしく塗りながら、マッサージします。レモンのかわりにグレープフルーツをつかってもいいでしょう。

冷え性が気になるなら、サイプレス二滴、ジンジャーとブラックペッパーをそれぞれ一滴ずつ、やはり五ミリリットルのキャリアオイルに加えたものでマッサージして

みてください。

もうひとつ、強力レシピを紹介しておきましょう。ぬるめのおふろにゆっくり入ったあと、ふくらはぎから下に水のシャワーをかけてあがります。小さじ二杯の大豆油にクラリ・セージ（Salvia sclarea）を四滴まぜたものを、上方向にくるぶしの下あたりからひざまで、オイルが完全に吸収されるまでマッサージします。その後、脚を高くして横になり、そのまま十分間休みます。

こんな簡単なアロマテラピーでも、むくみで脚が太くなってしまっている人には、効果てきめんのはず。ぜひ試してみてください。

求心性マッサージがリンパの流れをうながす

エッセンシャルオイルは選ぶものによって、血流の改善、血管強化、リンパ液の停滞改善、うっ血改善、脂肪の運びだし促進、利尿効果など、さまざまな効果を発揮してくれます。むくみや冷えの解消にはもちろん、セルライト解消プログラムにも積極的にとり入れたいものですが、エッセンシャルオイルの作用を相乗的に高めてくれるのがマッサージ。アロマテラピーとマッサージは切っても切れない関係、といえるかもしれません。

マッサージそのものも、それこそ何千年も昔から治療の目的でおこなわれてきました。中国の書物をみると、紀元前三〇〇〇年にはすでに、からだをさすったり、リズミカルに圧力を加えることによって、からだにプラスの影響力を与えられることを伝えています。古代エジプト人、インド人、ギリシャ人も、植物成分のエキスの利用とあわせてマッサージをほどこしていくことが、からだにとってどれだけよいことなのかを十分理解していたようです。

自分でできる簡単なマッサージ法をマスターすることで、下半身デブ解消のために役立ててください。

マッサージをおこなうには、直接患部に手を触れますので、うっ血状態の解消、リンパ液の流れをスムーズにするには即効性があるといえます。ただこのとき、マッサージの〝方向〟に気をつけなければいけません。セルライト改善のためのマッサージは、かならず足首から太ももへとおこなうようにします。

心臓を中心とする血管（主に静脈《じょうみゃく》）を対象に、末梢《まっしょう》からからだの中心、心臓に向かってこなうマッサージは「求心性《きゅうしんせい》」とよばれますが、その主たる目的は、静脈血やリンパの流れをうながし、筋や皮下組織の代謝をさかんにすることです。下半身のマッサージを求心的におこなっていくことにより、細胞への栄養供給、酸素の供給などは活発になりますし、運動によって生じた疲労物質の排泄作用も促進されます。神経に対しては、興奮性を高めて機能を増進させる作用があります。

下半身をスッキリさせたいと願う女性にとっては、こうした求心性のマッサージがまさにうってつけです。そしてこのとき、セルライト改善に作用するエッセンシャルオイルをつかえば、互いに作用を強めあい、相乗効果が発揮《はっき》されることになります。

強く長くやればいいわけではない!

セルライトのデコボコしたかたまりや、太ももの張りでた部分のトリートメントをするときには、効果を早くだしたいとの思いから、それこそ「親のカタキ!」みたいに、強く刺激したくなるものです。でも、やめてくださいね。気持ちはわかりますが、強くやればやるほど早くセルライトがとれるわけでも、下半身が細くなるわけでもありません。マッサージはやさしく、いたわるように。加圧する場合にも徐々に力を入れていくようにしましょう。強い刺激は、繊細《せんさい》なリンパ管や毛細血管にダメージを与えますので、セルライトの改善、下半身やせにはマイナスです。

力を入れすぎるのはもちろん、一回に長時間おこなうことも避けてください。じっさいのマッサージをほどこす時間は、悩みの深刻さによっても違いますが、だいたい片脚十分間程度（ふくらはぎだけの場合、五分間程度）が適当です。とくに気になる部分を集中的におこなうようにします。

先にご紹介したダンシー医師によると、マッサージはエッセンシャルオイルをつかって、一日二〜三回おこなうべきであるといいます。でも、そんなに頻繁《ひんぱん》にできる人はまずいないでしょう。エッセンシャルオイルをつかってのマッサージは、せいぜい一日一回が精一杯だと思います。あとは、日中、まわりに人がいないようなときに、気になる部分に軽く圧を加えたり、おふろに入りながら軽くもんだりと、日常の生活のなかに、マッサージをうまくとり入れることを考えましょう。

とはいっても、悩みのタネを完全に解消するには、思いだしたようにときどきやる、なんていうことをしていても効果はありません。本気でセルライト解消を目指すなら、ドライブラッシング（一三四〜一三五ページ参照）↓入浴↓マッサージという順序で、最初の三週間は毎日一回おこなうことを厳守してください。四週間めに入ったら、二日に一回のペースで続ければいいでしょう。効果があきらかになってきたら、週に一〜二回に減らしてかまいません。

マッサージはいつおこなってもかまいませんが、どうしても避けなければいけないのが食後の二時間。また、あまり空腹時というのも困りものです。

からだがよく温まり、からだ全体の筋肉も、精神的にもとてもリラックスしていて、ゆったりした気分でできるふろあがりは、マッサージタイムとしてベストです。とくにヘチマや、入浴用ブラシをつかってのブラッシングをおこなったあとは理想的です。

ただし、エッセンシャルオイルをつかってマッサージをする場合は、汗が完全に引いてからにしてください。皮膚は、排泄機能が働いている状態のときには、エッセンシャルオイルの有効成分を吸収してくれないのです。

ドライブラッシングで老廃物を排泄

アロマテラピー（マッサージ）を実践していく前のドライブラッシングは、セルライト改善のための鉄則《てっそく》です。皮膚が活発に老廃物を排泄できる状況をととのえるとともに、リンパの流れや血流をよくすることでセルライト組織内に閉じ込められた水分や毒素の運びだしをうながすには、ドライブラッシングが大きな効果を発揮してくれるのです。

皮膚は私たちの全身をおおって体内を保護すると同時に、知覚、体温調節をはじめ、さまざまな役割をもっていますが、じつはからだの最大の排泄器官でもあります。皮膚はその表面から、水分、塩分、乳酸《にゅうさん》、尿酸《にょうさん》など体内での代謝副産物、老廃物を、なんと、毎日一キログラム近くも排泄しているんですよ！

一九八〇年代に、ロバート・グレイ博士（Dr. Robert Gray）は、著書『The Colon Health Handbook』のなかで、「体内に長いあいだたまっている老廃物をリンパ系を通じて処理するために、ドライブラッシングは最良の方法」であることを指摘しました。このとき博士は腸をきれいに保つのを助ける目的でのドライブラッシング効果に触れていたのですが、この数年後には、ドライブラッシングがセルライト除去にも効果があるといわれるようになりました。いまでは自然療法を実践する医師や栄養士、療法士は、セルライト改善にかならずとり入れるようにすすめています。

ドライブラッシングとは、ドライ、つまり乾いたブラシでからだをこすること。ブラッシングには、植物性の粗《あら》い皮膚マッサージ専用ブラシをつかいます。セルライトの除去には、メキシコ・サボテンの繊維《せんい》をつかったものがベストといわれます。かたくて、肌に痛く感じるようであれば、何時間かお湯につけておき、一晩風通しのいいところで乾かすようにすれば、やわらかくなります。柄《え》が長くブラシの側面にもストラップがついたものが、つかいやすいでしょう。

天然のものであれば、動物性のブラシをつかうのもいいでしょう。しかし、ナイロンなど、合成繊維のものは絶対つかわないようにしてください。皮膚を知らぬまに傷つけたり、黒ずみの原因となります。

ブラッシングは顔以外の全身におこなっていきます。リンパ液の流れをよくしていくことが主たる目的ですので、セルライトのある部分だけでなく、手と足の指先か

ドライブラッシングのやり方

★グレーの部分はリンパ節の集まっているところ。

心臓から遠いところから、リンパ節の集まっているところに向かってブラッシング。ブラッシングは長いストロークと手首をつかった短いストロークを組み合わせ、からだ全体まんべんなくおこなう

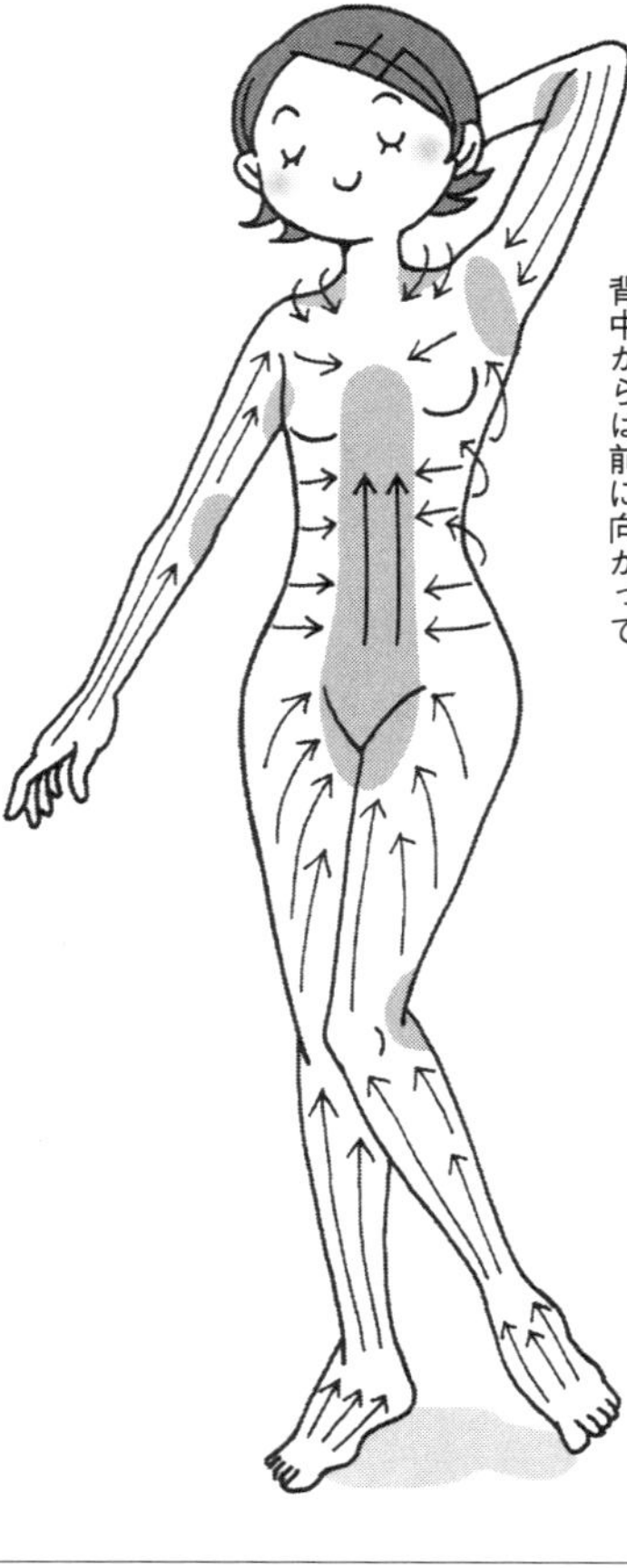

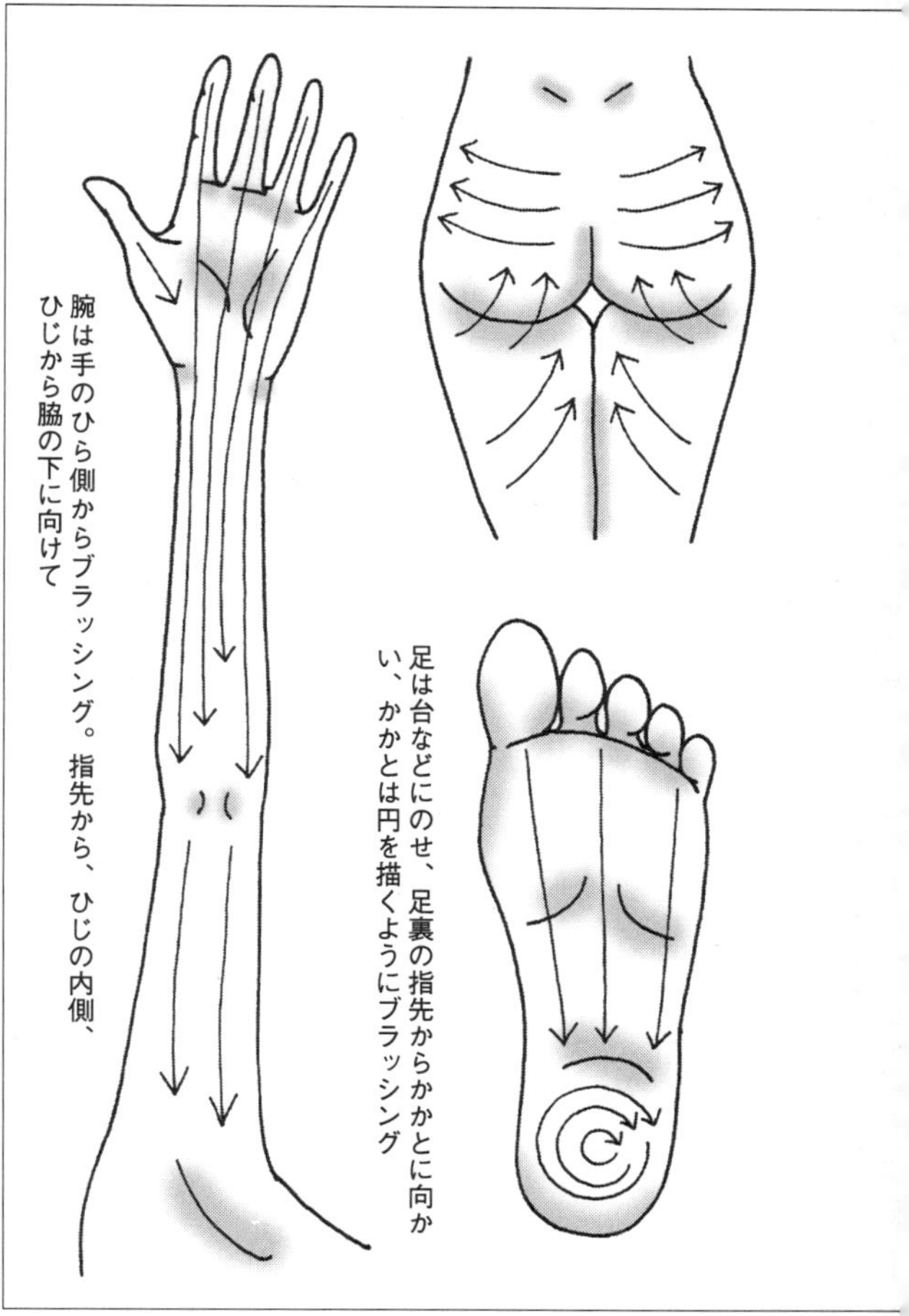
腕は手のひら側からブラッシング。指先から、ひじの内側、
ひじから脇の下に向けて
足は台などにのせ、足裏の指先からかかとに向か
い、かかとは円を描くようにブラッシング

ら、リンパ節に向けて、そして、かならず心臓に向けてブラッシングしていきます（前ページ参照）。傷や炎症のある部分は避けます。ドライブラッシングは肌のきめをととのえ、ハリをとり戻し、みた目も改善してくれますので、どんなタイプの下半身太りの人にでもおすすめです。

鎖骨《さこつ》のくぼみがリンパのスイッチ

じっさいにブラッシングをはじめる前に、まず全身のリンパ節を目覚めさせます。このためには鎖骨のくぼみに刺激を加えます。右手の指二本を左側のくぼみにあて、首に向かって、指をスプーンのようにつかい、やさしくすくう感じで八回マッサージします。反対の手で反対側も同じようにしてください。からだの前で手をクロスさせ、両側いっしょにやってもかまいません。こうすることで、全身のリンパ液の流れをよくする準備ができ、からだ全体にたまった老廃物などをリンパへ流れやすくすることができます。

ブラッシングの順序としては、手の指先から、腕の内側はひじの内側のリンパ節に向かって、ひじの内側からは脇《わき》の下まで。腕の外側は、指先から肩まで、それぞれ、短く早いストロークと長いストロークを併用しながらおこなっていきます。脇の下は背中方向から、胸に向かいます。

足先からは、太もものつけ根に向かって、やはり短く早いストロークと長いストロークを併用しながらブラッシングしていきます。足は適当な台にのせ、足裏からスタート。指先からかかとに向かってブラッシング。かかとは円を描くようにします。甲の側も指先から足首に向けてブラッシング。

足首からは、ひざのうしろに向かって、さらにお尻に向かってしっかりやってください。太もものつけ根はリンパ節が集まっていますので、とくにていねいにおこなうようにします。

全身をブラッシングしても、所要時間は五〜六分間程度です。どのような場合も、強く刺激することは避け、長時間続けることもひかえてください。一日だけ一生懸命頑張って、あとはやらないということがないよう、日々の生活のなかにドライブラッシングを習慣として根づかせていただきたいと思います。

セルライト除去にマッサージは不可欠

マッサージにエッセンシャルオイルをつかっていくことで、セルライト撃退のための効果はぐーんとアップします。でも、エッセンシャルオイルが手に入らなくても、マッサージだけはきちんとやるようにしてください。

脂肪がついて太っている人を指導する場合、私はマッサージをすすめることはありません。単に太っているだけだったら、簡単な食事の改善で効果はでますし、第一、やせるためにマッサージをしたところでまったく意味がないからです。

しかし、下半身デブの解消となると事情はまったく違ってきます。単純にむくんでいるために脚が太いという人にとってもマッサージは重要な要素ですが、セルライトを伴っている場合には、マッサージ抜きで、改善を望むのはほぼ絶望的です。

たしかに、欧米でのセルライト・トリートメントにアロマテラピーは不可欠ですが、エッセンシャルオイルに頼らずとも、一生懸命自分の脚をいとおしく思いながらマッサージをほどこしていくことで、十分に効果を期待できます。

直接皮膚の上からマッサージをしていくとき、エッセンシャルオイルがうまくつかえない人や手に入らない人には、私はよく「スリッション」（製造／ナボカル社）というファーミング・ジェルをおすすめしています。これは新陳代謝、細胞賦活《ふかつ》作用、水分代謝促進などの目的で、あしたばなどのハーブエキスほか、カフェインがブレンドされています。カフェインの飲用はセルライトにとってマイナスですが、皮膚に塗ると、皮下脂肪のベータレセプターを刺激し、その部分の脂肪を放出してくれます。セルライト改善ジェルとしてつかうには、最適だと思います。

セルライトを排除する五種類のマッサージ

さて、かんじんのマッサージですが、ここでは五つのマッサージテクニックをご紹介しましょう。組織の損傷《そんしょう》があきらかな、セルライト度レベル3以上の人は、ストロ－キングとナックリングの二種類のマッサージだけにしてください。いずれの場合も、事前のドライブラッシングは必要です。

レベル2以下の人は、すべてのテクニックをつかってかまいませんが、強くやるのはご法度《はっと》です。エステサロンなどで施術をうける場合も、あざがつくような強いマッサージのほうが「効く」と思っている人は多いようです。

また、施術者もセルライトに対する正しい知識をもっていないため、「強くやって脂肪を強くつぶして、早く追いだしたほうがいい」というバカな説明をしているケースもあるようです。これはとんでもないことです。

セルライトはダメージをうけている皮下の組織です。瀕死《ひんし》の重傷をおっているような組織をそんなにいじめたら、損傷は悪化するばかりです。セルライトは、よりひどくなってしまいます。自分でマッサージする場合にも、力を入れすぎないように十分に注意してください。

それでは、マッサージのじっさいをみていくことにしましょう。

マッサージ① ストローキング（軽擦法《けいさつほう》）

これは、マッサージしようとする部分に手のひらを広く密着させ、適当な圧力を加えて、軽くなでたり、さすったりする方法です。なでるコツは、手のひら、五本の指の腹を皮膚にピッタリつけて、なではじめからなで終わるまで、圧《お》し方の強さをかえないようにします。両手の手のひらで脚を包み込むようにして、足首から太ももに向かってストローキングします。

ストローキングは、オイルを塗布《とふ》していくステップであり、これに続く、より強いマッサージ法への準備でもあります。しかし、軽くストローキングするだけでも、血液やリンパの流れをよくし、老廃物をとり除き、手足の冷え、むくみの改善に役立ちます。

セルライトレベル5とか6の人は、本当に軽く、それこそ羽でなでているようなタッチで、ストローキングだけをおこない、そのほかのマッサージはしないでください。

マッサージ② ニーディング

ニーディングとは「パンをこねる」という意味ですが、このマッサージ法は、皮膚の上から皮下組織をつかむように、求心的におこないます。

指先だけに力を入れず、ひじや手首を動かして、手のひら全体、あるいは指の腹全体で軽くやわらかくつまみあげるようにもみます。マッサージする場所によって、手のひら全体をつかうか、指の腹をつかっていきます。

足首から太ももまでは座っておこなうか、台に脚をのせておこないましょう。

足先から太ももにかけては指の腹をつかいますが、太もものつけ根からお尻にかけての大きな部分をおこなう場合は、手のひら全体でお肉をつかみながらおこなってください。

このように広い範囲をマッサージするときには、その部分にスポンジでもあるようなつもりで、それを絞るような感覚でおこないます。けっして力を入れすぎないでください。

太もものつけ根からお尻にかけてほどこす場合は、かならず立っておこなってください。片脚を両手ではさむようにすると、やりやすいでしょう。

マッサージ③　ナックリング

握りこぶしをつくって、体表から圧迫していきます。最初は軽く、そして少しずつ力を入れて圧迫していきます。このとき手を動かさず、同じ力でじっと押さえるようにします。はなすときに、徐々に力を抜いてください。

このナックリングは、太もものつけ根やお尻のマッサージに適しています。

マッサージ④　S字形つまみだし

これはハンドマッサージが全盛期のころ、エステサロンでよくつかわれた「脂肪分解マッサージ」とよばれていたものです。最近はあらゆるマッサージ器機が導入されていますので、こうした手技をつかうところも少なくなりました。

両手の親指とその他の指で脂肪をつまみあげます。右手と左手とを交互に動かし、つまんだ脂肪が〝S字〟の形になるようにします。

セルライトを排除する五種類のマッサージ

①ストローキング（軽擦法）

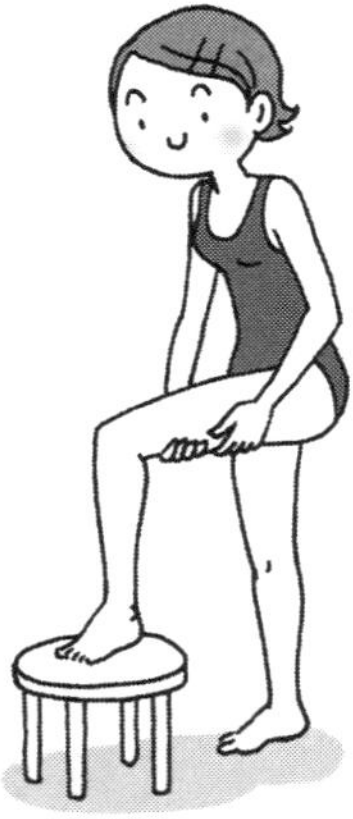

②ニーディング

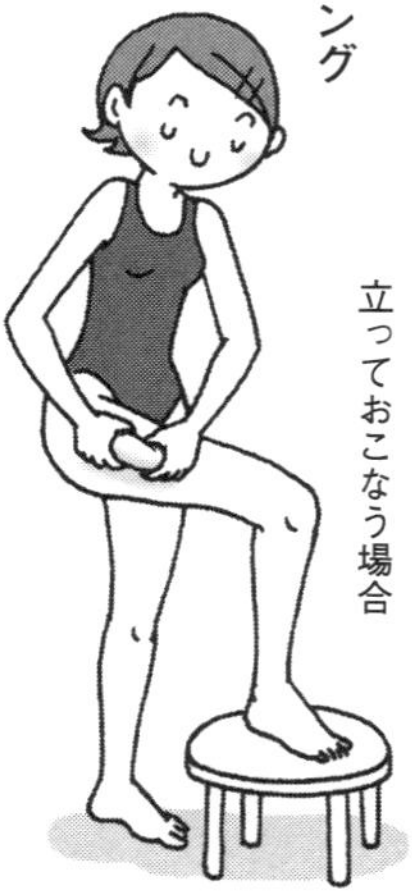

立っておこなう場合

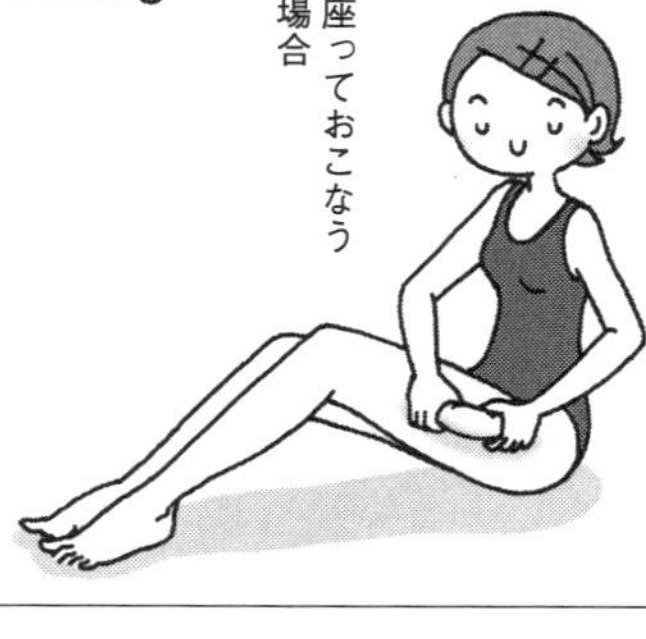

座っておこなう場合

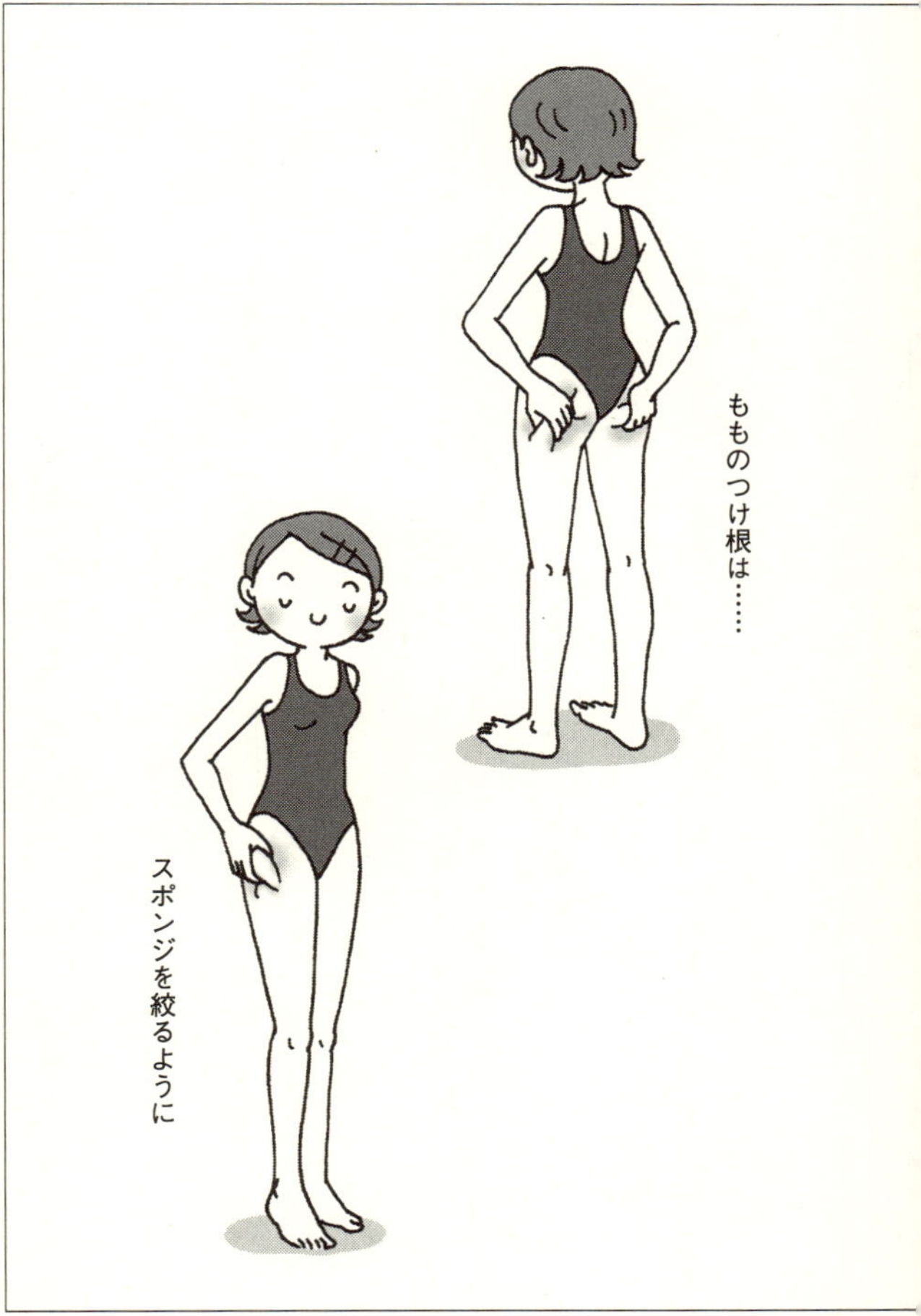
もものつけ根は……
スポンジを絞るように

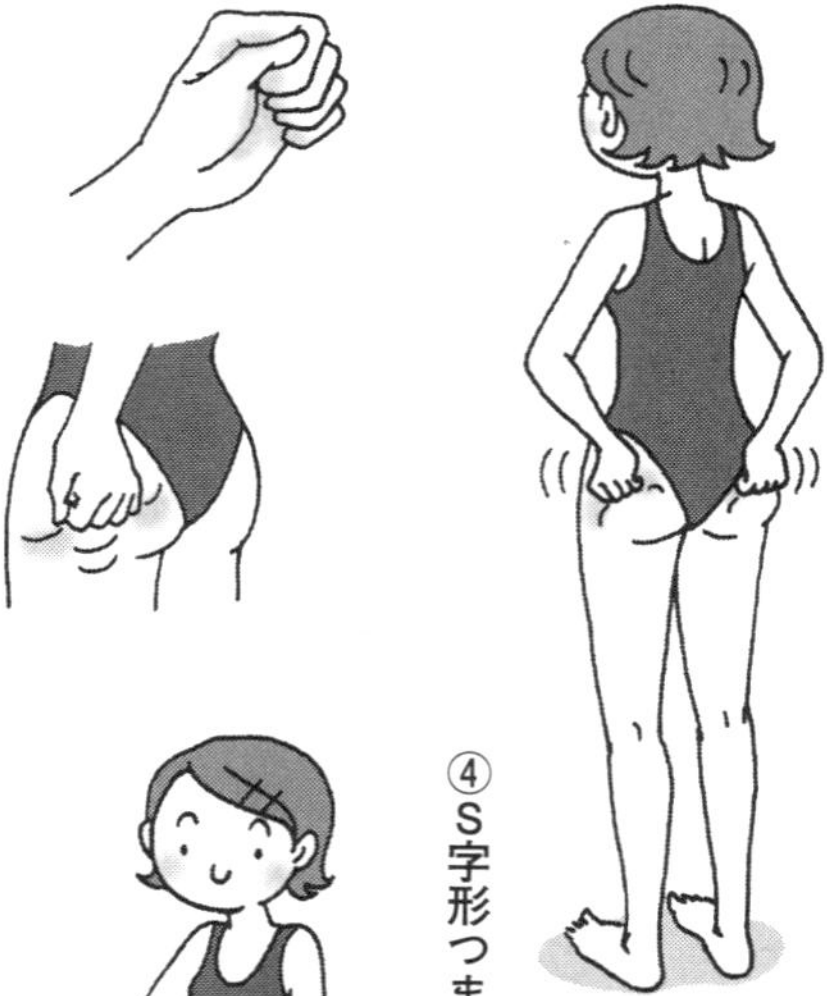

③ナックリング

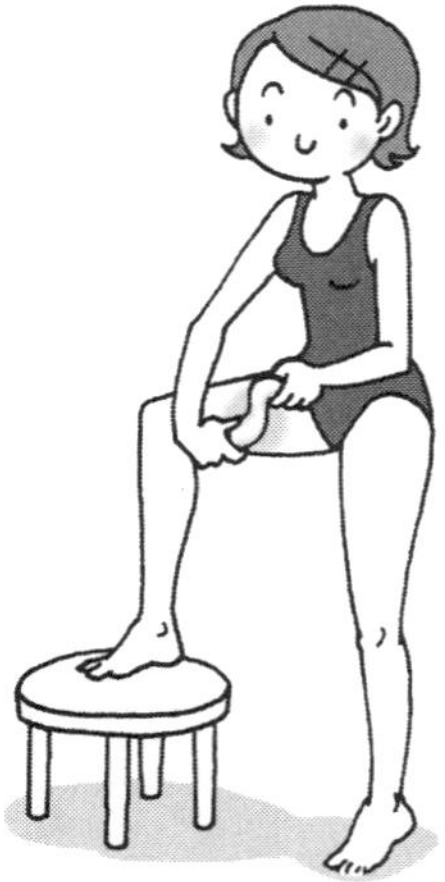

④S字形つまみだし

⑤パワー・ストローキング（強擦法）

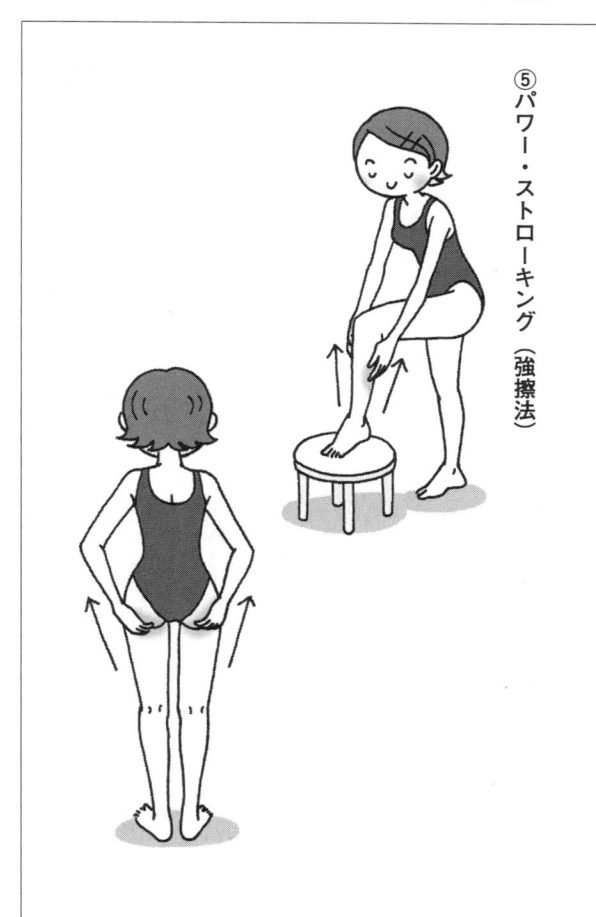

指だけでつまもうとすると、圧力が均等にかからず、毛細血管を傷つけ、あざになったりしますので、指先に力を入れながらも、手のひら全体が皮膚に密着しているようにします。すでにお話ししたとおり、あざをつくるようなマッサージは、組織にダメージを与え、害にこそなれ、メリットはなにもありません。

両手を交互に動かしながら、少しずつ位置をずらしながらおこなってください。

なお、お肉をつまみあげることのできない部分は、厚いタオルを絞るような感覚でやっていくといいでしょう。

マッサージ⑤ パワー・ストローキング（強擦法《きょうさつほう》）

セルライトを伴っていないか、レベル3までの人の場合、マッサージはかならずストローキングではじまり、パワー・ストローキングで終わるようにします。

手を皮膚に密着させ、多少圧力を加えながら、手をすべらしていきます。かならず心臓に向かっておこなってください。

リフレクソロジーで、下半身スッキリ

セルライトは下半身の皮下組織に脂肪、水分、老廃物などが閉じ込められてしまった状態です。この状態から抜けだすには、静脈・リンパの働きを改善し、過剰水分を速やかに排泄させると同時に、血液循環をよくしなければなりません。

そのひとつの手段としてアロマテラピーを、その一環《いっかん》として脚のマッサージをご紹介したわけですが、セルライトから抜けだすには、もうひとつの強力な手だてがあります。足の裏の刺激です。

足の裏を刺激するということは、静脈・リンパ還流ポンプを働かせるという重要な意味があるのです。静脈血の血行が促進されることで、うっ血をとり除き、リンパの流れもスムーズになりますから、老廃物が蓄積するのを防ぐことにもなります。

最近、足裏マッサージ専門のリフレクソロジー・サロンをあちこちでみかけるようになりました。鍼灸院《しんきゅういん》に足を向けるのを敬遠していた若い女性たちも、明るく、いま風、しかも「足だけ」という手軽さがウケてか、こうしたサロンがたいへんな人気に

なっているといいます。

足の裏にはからだの器官や部位に対応する反射区《はんしゃく》があります。これを刺激することで対応している臓器や器官を活性化して体調をととのえようとするトリートメントを一般に「リフレクソロジー」といっています。

リフレクソロジーの正確なルーツはわかってはいませんが、すでに五千年くらい前にはエジプトや中国でほどこされていたといいます。東洋医学では足の裏をとても重視し、ここを刺激することによって内臓や脳の病気をなおそうとしたのです。人間のからだには、体内の臓器とつながるツボが大体三〇〇くらいあるといわれますが、そのうちの二〇パーセント近くが足の裏に集中しているといいます。それだけでもその重要性がわかるというものです。

東洋医学が点でとらえる〝ツボ〟をつかうのに対して、現代のリフレクソロジーは、面である〝ゾーン〟の反射区をつかっていますが、足の裏や側面に刺激を与え、また十分もみほぐしていくということでは共通しています。

腎臓《じんぞう》、輸尿管、膀胱《ぼうこう》、尿道《にょうどう》につながる反射区のライン（一五二〜一五三ページ参照）に刺激を与えると、水分の排泄作用が活発になります。これだけでも、脚はむくみがとれてほっそりしてきます。各指の側面はリンパ系の活性化を助けてくれます。腎臓ゾーンのちょっと上には、脂肪を下半身に導くホルモン分泌に関係する反射区があります。このほかにも、セルライトの形成と関係するツボ、ゾーンは足の裏全体に散らばっています。

足の裏のもみほぐしや刺激は、小面積とはいえバカにできません。脚全体をマッサージするのがあまりにもたいへんであれば、サイプレスやローズマリーなどのエッセンシャルオイルをつかい、ふろあがりにゆっくり、「痛《いた》気持ちいい」程度の強さで足の裏を入念にマッサージするだけでも、その効果は絶大です。この場合、中指の真下あたりのくぼみから、内くるぶしの下までを押しだすようにマッサージします。足の指のあいだに、裏側から手の指を差し込み、まわすようにマッサージするのも、リンパのスムーズな流れを促進してくれます。

どうしても忙しくて、下半身全体のマッサージに毎日時間をさけないのであれば、青竹踏みや、ゴルフボールをつかって、いつでも、どこでも、短い時間で実行可能なリフレクソロジーを心がければ、同様の効果が期待できます。青竹はデパートなどで簡単に手に入りますので、ひとつ常備するといいでしょう。

セルライト形成に関係するゾーン

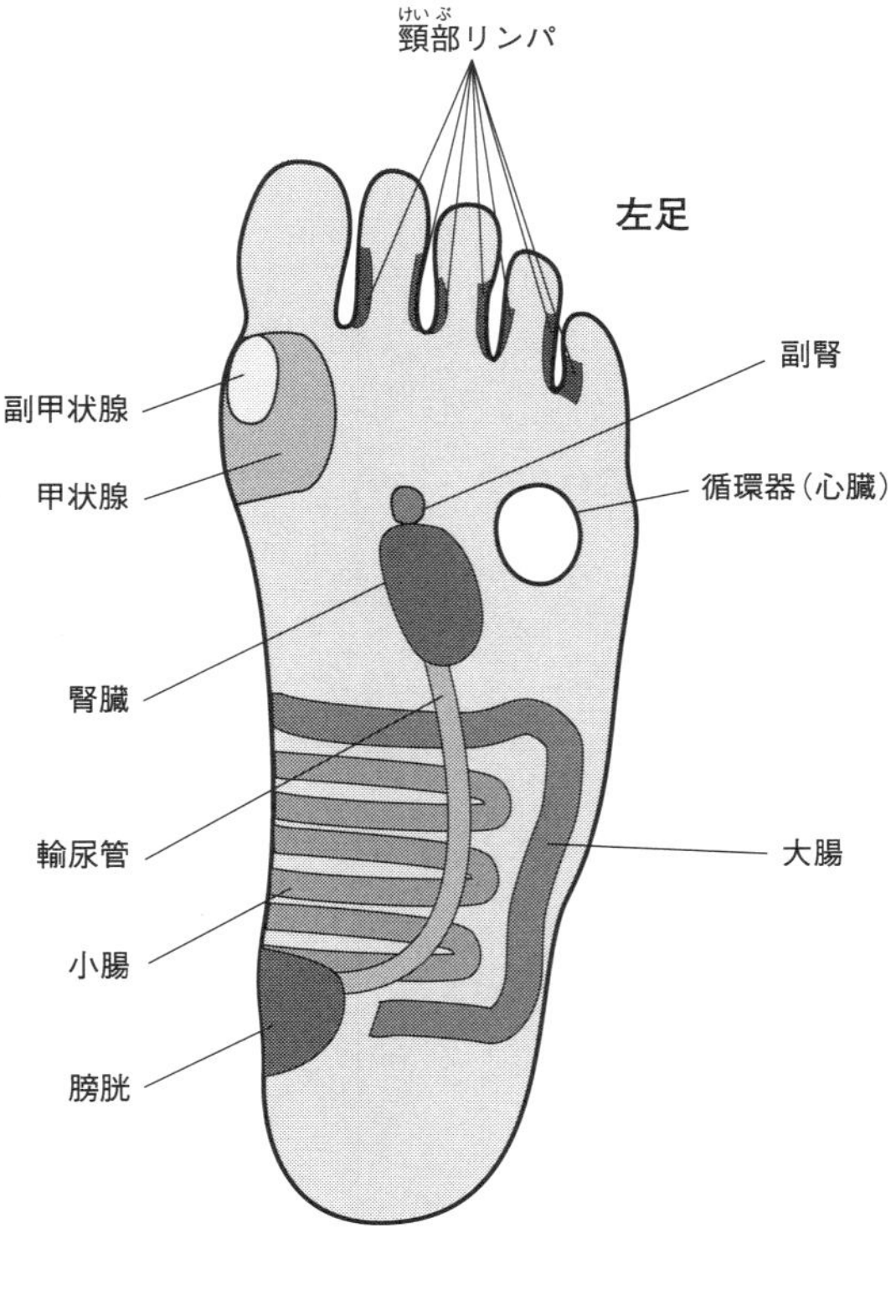

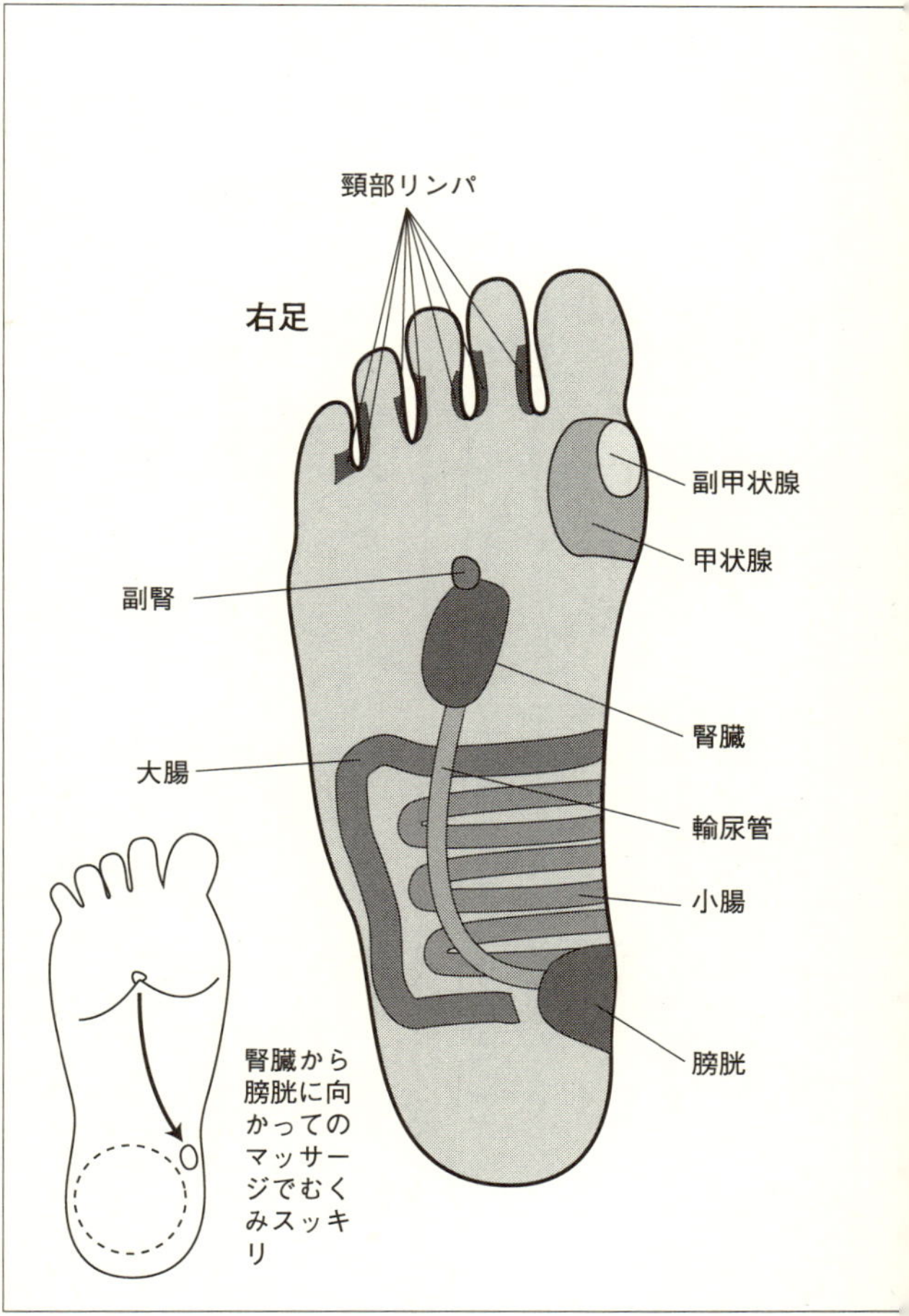
頸部リンパ
右足
副甲状腺
甲状腺
副腎
腎臓
大腸
輸尿管
小腸
膀胱
腎臓から膀胱に向かってのマッサージでむくみスッキリ

家でできるリフレクソロジー

足裏への刺激は小面積ながら絶大な効果があります。

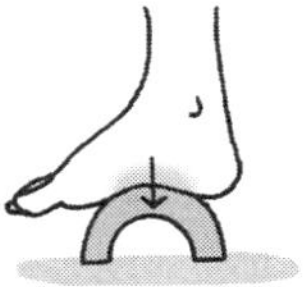

土踏まずで踏む

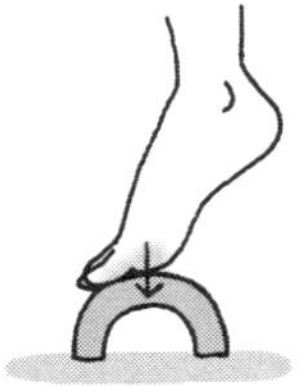

足先で踏む

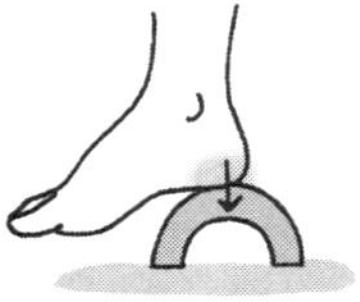

かかとで踏む

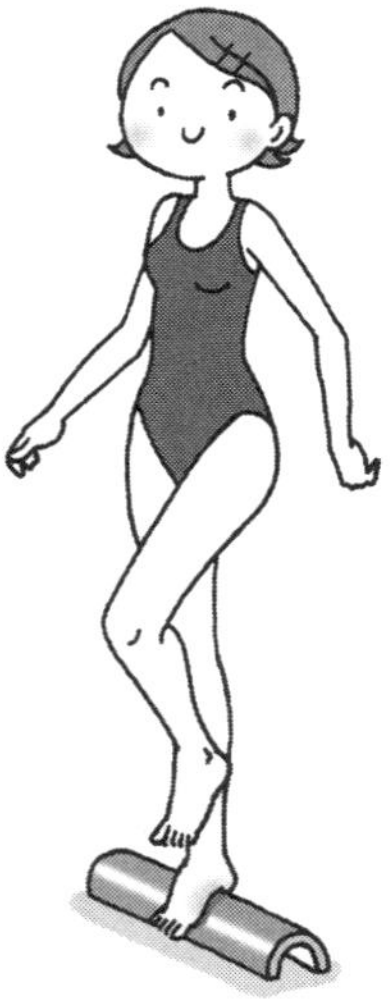

青竹

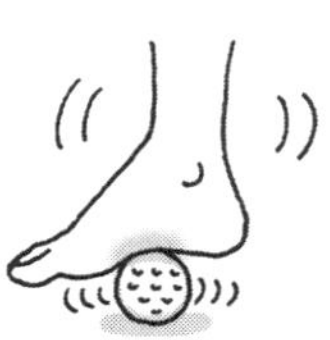

足の下でゴルフ
ボールをころが
してもよい

家にゴルフをする人がいれば、小さなボールがじつに理想的なマッサージ器として役立ってくれます。イスに座ってテレビをみているとき、パソコンとにらめっこしているときなど、ゴルフボールを土踏まずあたりでちょっと強めに踏みつけ、足を適当に動かしながら、足の裏をまんべんなく刺激するようにします。しこりのように、ちょっとかたく感じるところは老廃物がたまっている〝しるし〟かもしれません。念入りに圧をかけるようにしてほぐしていきましょう。

ゆっくりおふろでリラクセーション

ストレスがセルライトの引き金になることはすでにお話ししました。ストレス対策がうまくいかないと、セルライトに居座られ、下半身が思うように細くなってくれません。ストレスを解消し、身も心もリラックスするためには、いい香りでバスルームをみたすアロマテラピーはぴったり。一日の緊張をほぐし、心からリラックスできる機会をつくることは、健康維持のみならず、セルライトをとり除き、ベストプロポーションを目指していくためにも、欠かすことができません。

たとえアロマバスにしなくても、入浴は一日の疲れをとり除き、神経の緊張をほぐし、快適な睡眠をさそうものです。精神的にリラックスすることで、自律神経やホルモンのバランスの乱れがととのえられます。ゆったりとした気分で完全にリラックスし、心ゆくまで入浴を楽しんでいただきたいと思います。

入浴することで血液の循環はよくなり、新陳代謝は促進され、不必要な老廃物、疲労物質が運び去られ、各細胞に必要な酸素や栄養素がスムーズに届けられるようになります。これらはすべて、セルライト改善にプラスに影響してくれます。

ちなみに、むくみの解消に役立ってくれるのは、半身浴。おへそから握りこぶし一個分上の位置までお湯につかるようにします。お湯はぬるめが基本で、夏は三八度くらい、冬でも四〇度くらいにとどめ、ジワッと汗ばむまで、二十分くらいはつかるようにします。

日本女性は一般的に高温ぶろに短時間入ってあがるのを好むようですが、温度が高いと、交感神経が優位になるのでリラックスできません。また、熱いお湯に肩までつかることで血液がかたまりやすくなって危険ともいわれます。

アロマバスにはラベンダー、ゼラニウムのオイルを

ぬるめの湯にエッセンシャルオイルをたらし、ゆっくりアロマバスにつかるのは、からだにとっても心にとっても最高のリラクセーション。エッセンシャルオイルは揮《き》発性《はっせい》が高く、お湯に浮くので、直接お湯にたらすと早く香りがとんでしまいます。香りを楽しみ、リラックス効果、脚やせ効果を高めるには、エッセンシャルオイル一〇〜一五滴をひとつかみの塩にまぜ、それをお湯にまぜるようにします。この湯に十五分くらいつかります。

緊張がほぐれ、リラックスすれば血行はよくなり、全身をあたたかい血液が巡ります。十分にからだを温め、冷えをやわらげたり安眠をうながすには、リラックス効果の高いラベンダー、ゼラニウムなどがおすすめです。

香りを楽しみながらぬるめのお湯でゆっくり半身浴をするといいでしょう。この二つはセルライト改善効果もあるとされるオイルです。ちなみにラベンダーのにおいを嗅ぐと、リラックスしたときにでる「アルファ波」という脳波がたくさんでることが

確認されています。

入浴後にアロマテラピー・マッサージをするのでしたら、そのマッサージオイルにつかっているいくつかのエッセンシャルオイルを選ぶようにしてください。違うものをつかうことで、互いの作用をうち消してしまうケースもあるからです。アロマバスとマッサージにつかうオイルは同一のものをつかうのが原則です。

セルライトを伴わない人であれば、エッセンシャルオイルは入浴時だけにつかうようにしてもいいでしょう。皮膚を十分にへチマやボディブラシでブラッシングして血行をよくしてから、サイプレス、ラベンダー、レモンをそれぞれ四〜五滴加えた浴槽《よくそう》につかります。

浴槽のなかで、気になる部分を軽くマッサージ。ふろの湯に加えられたエッセンシャルオイルが皮膚から吸収されることは、放射性同位元素をつかった最近の研究で証明されています。アロマバスのなかでのマッサージだけでも、下半身やせにずいぶん貢献《こうけん》してくれるはず。入浴の仕上げは、水のシャワー。足先から徐々に太ももくらいまでかけるようにします。

足浴で大きな効果がでる

脚は心臓から遠くて、血液を還流《かんりゅう》させる力が弱いので、外部からうまく刺激を与え、血液循環を促進させたいところです。ゆっくり入浴している時間がないときに、血行を手早く改善し、むくみを解消していく簡単なトリートメントをいくつか紹介しましょう。あらたなセルライトの蓄積の予防にも役立ってくれます。

●温冷交代浴《おんれいこうたいよく》

ひざから下だけを、熱めの湯と冷たい水に交互につける方法です。脚の血管は温めると拡張し、冷やすと収縮します。これを繰り返すことで血管の収縮作用が活発になって、血行が促進され、むくみが解消できます。冷えやむくみの原因のひとつには自律神経の乱れがありますが、お湯と水の交互刺激で、自律神経の調整にもプラスに作用するといわれます。

やり方は簡単です。浴槽のふちに座って、まず四三度の高めのお湯にひざから下だけ三分間つけます。お湯のなかで、足首や指を曲げたりのばしたりすると、いっそう効果的です。三分間たったら、今度は水のシャワーをつま先からひざまで、十秒間かけます。水シャワーは、下から上に向かってマッサージするようにかけるといいでしょう。これを湯↓水の順で五回繰り返し、最後は水で終わるようにします。

●足浴

あまりにも疲れていて、入浴する気にもなれないというような日には、洗面器に四二〜四三度の湯を入れて、くるぶしから下をつけるようにします。テレビをみながら、十〜十五分間ぐらい足をつけておくだけでも、むくみがとれ、疲労回復に役立ってくれます。途中で湯がさめると効果が半減してしまいますので、手近にポットを用意しておき、何回か熱湯をたすようにするといいでしょう。

洗面器などつかわなくても、フットバス（足浴専用の容器）をもっている人は、それをつかうにこしたことはありません。最近では保温機能つきのものや、気泡がでるもの、振動するものなどさまざまな機能のついたフットバスがでまわっています。なんとお湯をつかわないフットバスもあるというのですから驚きです。

冷房で下半身が冷え、脚がだるく、太さを増してしまったときは、つぎのような簡単トリートメントも効果的です。

(1) オリーブ油を温め、くるぶしから下にたっぷりすり込みます。その上から、熱いタオルで包んで十分間そのままにします。もちろん、お気に入りのキャリアオイルにエッセンシャルオイルを一滴加えて、同じようにしてもいいですね。

(2) ガーゼを二重がさねにして、それで好みのハーブ、カミツレ、ローズマリーなどを包みます。これをふろの蛇口にくくりつけます。お湯をだすと、このガーゼのなかを熱湯が通ってくるようにします。空《から》の浴槽のふちに腰かけて、蛇口の下に足をだし、直接、適温の湯がかかるようにします。五分ぐらい続けるだけで、気分もずいぶん違ってくるはずです。

(3) ふろあがりに足のリンスを試してみてはいかがでしょう。洗面器一杯のぬるま湯のなかにりんご酢一・五カップとレモンジュース二分の一カップを入れます。このなかに足をしばらくつけておきます。終わったら、水気をよくふきとり、脚全体を高くしてしばらく休んでください。気分は爽快《そうかい》、脚も軽くなるでしょう。

第四章　下半身デブにならない食生活術

やせることと下半身を細くすることとは違う

エクササイズ、アロマテラピーとみてきましたが、食生活の改善についてもお話ししなければなりません。みなさんのなかには「脚だけ細くしたいのに、なんで食事療法？」と疑問に思う人が多いかもしれません。しかし、私たちのからだは食事からの栄養素によってつくられ、維持されています。体内でどのようなことがおこり、どのようにからだの表面にあらわれるかは、すべてその人の食生活にかかっているのです。体内になにをどのようにとり込むかで健康は左右され、体型にまでも影響をおよぼすのです。食習慣の見直しなくして、美脚づくりはあり得ないのです。

セルライトをスッキリ落とし、下半身やせを実現していく食事の改善ポイントは、これから順を追ってみていきますが、その前に、今村さん（仮名）二十歳をご紹介しておきましょう。女性雑誌にたびたび登場している、現役のモデルさんです。彼女はダイエットをはじめる前も一六四センチ、五三キロと、理想的と思えるプロポーションでしたが、下半身が太く、なにをやっても細くならないということで、とても悩んでいました。

モデルというのは、みた目は比較的細くても体脂肪率をはかってみると意外にも、二八〜三〇パーセント程度の人はざらにいます。オーディションがあるたびに過激なダイエットで体重を落とし、その後リバウンドということを繰り返している人が多く、結局どんどん重要な筋肉組織を失い、逆に脂肪をふやしてしまうからなんですね。

レオタード姿の今村さんをみたとき、スリムであるとはいえ、肌にハリがなく、とくに下半身がたるんでみえるのが気になりました。ヒップもちょっとたれ気味。体脂肪は二四パーセントで、思ったよりは少なかったものの、やはり一流モデルを目指すなら、二〇パーセントには落としたいところです。また、太ももに触れさせてもらったところ、セルライトは明らかにレベル2の状態でした。

将来は女優になりたいと、モデルをしながら勉強中の彼女。グラビアの仕事をしても脚が太いということで評判が悪かったり、下半身が太いということで、ショーから、はずされたり、これまで屈辱《くつじょく》をうけ続けたといいます。「絶対見返してやる！」そんな強い意志をもって、脚やせにチャレンジすることにしたのです。

彼女がやせたいと思うようになったのは、高校生になって、体重計の針が五六キロをこえたときだといいます。日中は食事を最小限におさえ、夜はポテトチップス一袋だけ。あるいは、朝・昼・晩と、キャベツだけしか食べない、そんな無茶な自己流減量作戦を展開しました。

体重はおもしろいように落ちたものの、肌が荒れるようになり、いつのまにか顔中ニキビだらけに。ニキビが引っ込むと今度はカサカサ肌に。そんな状態の繰り返しが続きました。体重的には四六キロまで落ちたものの、極度の貧血に……。ふろ場でたおれて家族を驚かせることがたびたびあったそうです。

最初にあったときに感じたとおり、彼女はむくみがちで、冷え性、生理不順があって、貧血気味。疲れやすい、肌荒れもある。下半身が細くならずにセルライトが進行してしまう、すべての条件がそろっていました。彼女のような下半身デブの解消には、なによりもまず、食生活の改善、栄養素のとり方が非常に重要になってきます。

どのような場合でも外側からのケアは必要なので、軽いＡＩＳとドライブラッシングをとり入れてもらいました。食習慣の見直し、改善には気合を入れ、徹底的におこなってもらいました。一ヵ月後のオーディションまで、「目にみえる効果を」と、希望していたので、サプリメントも何種類かとってもらいました。

その結果、わずか四週間でウエストが六四センチから五七センチと、七センチも減りました。これまでなにをやっても細くならなかったという太ももが五センチ減。そして、もっとも細くなりにくい、ふくらはぎさえ三センチも細くなったのです。

「下半身を細くするのに栄養素が重要なんて思ったことはありませんでした。とにかく食べないようにしてカロリーさえ減らせば、細くなると思っていました。スナック菓子を食事がわりにしてしまうことが多かったけど、栄養素がきちんととれないだけじゃなく、逆に必要な栄養素を消耗しちゃって、その結果脚が太くなったのだと聞いて、なるほどと思いました」

今村さんの言葉どおり、カロリーカットをベースとした通常のダイエットでは、セルライトを解消するどころか、下半身を多少なりとも細くすることはできません。下半身デブ解消のためには、微小循環《びしょうじゅんかん》の回復をはかると同時に、静脈《じょうみゃく》の機能やリンパの流れをよくするための条件をととのえなければならず、やせるダイエットとは根本的に違うからです。

これからお話しする、ステップ・バイ・ステップのアドバイスにしたがっていただだければ、自然と無駄な脂肪は落ちていきます。もちろん下半身からです。すべてのステップをマスターするころには、不健康な食生活にピリオドをうち、セルライト改善に必要な栄養素をしっかりとれる食生活の基本が身についているはずです。

ただ、あまりにも先を急ぐばかりに、非現実的な目標を立てるようなことはしないでください。これまで何年も、あるいは何十年も続けてきた生活習慣を一気に、それこそ一晩でかえるなんて不可能です。一歩一歩、これまでの自分の悪い習慣、セルライトをつくってしまった食習慣をあらため、ゆっくりでありながらも、確実に改善の道を歩み続けていただきたいと思います。

ステップ1　塩分に気をつけ、カリウムを多くとる

セルライトを解消し、下半身デブから脱皮していくには、塩分に注意することが最優先課題といえます。濃い味つけを好む人、塩からいせんべいやスナック菓子をよくつまむような人は、ほぼ例外なく、むくみ傾向にあるといっていいでしょう。

「塩分にはカロリーはないはずなのに、なぜ?」と、不思議に思う人もいるでしょ

塩分が多く、避けるべき食品
スナック菓子
アンチョビ
ベーコン
ハム、ソーセージ
サラミ
プロセスチーズ
オリーブ
パストラミ
ナッツ類（salted）
スモークサーモン
スモークドミート
いか、たらの薫製

う。たしかにカロリーはないのですが、人によっては、塩にふくまれるナトリウムが体内に水分をため込むように作用してしまうのです。とはいっても、ナトリウムは体内の水分バランスの調整や、栄養の吸収、腎臓《じんぞう》で尿をつくる仕事にも欠かせない重要なミネラル。やみくもに減らせばいい、というわけではありません。

ナトリウムはカリウムとペアになって仕事をしているミネラルです。どちらかだけがふえすぎてバランスがくずれると、いろいろと体内で問題がおこってきます。健康な体内に存在しているこれらのミネラル・バランスは、カリウム一に対してナトリウム〇・六です。したがって食物から摂取されるナトリウムとカリウムの比も、ほぼこの数値に近いことが望ましいのです。

もともと自然の食品にはナトリウムは少なく、カリウムが多くふくまれています。とくに野菜や果物には豊富です。ところが加工するプロセスで、カリウムはどんどん失われていきます。それだけならまだしも、逆にナトリウムが大幅にふえるケースがほとんどです。

たとえば、インスタント麺をみると、カリウム一対ナトリウム一二・五という、とんでもないバランスになっているのです。インスタントものや加工食品ばかり食べている人は、排泄《はいせつ》できないナトリウムが体内につねに多くある状態になります。塩からいという意識がなくても、加工品にはかなり塩分が多くつかわれているからです。

ナトリウムとカリウムのバランスがくずれると、リンパ排液がうまくおこなわれなくなります。リンパが停滞すれば、それによって運び去られるべき毒素《どくそ》も老廃物《ろうはいぶつ》も、組織内にとどまってしまいます。セルライトにとって最悪の状態です。

こうした状態を解消するには、塩分の多い食品をひかえると同時に、余分な水分がリンパを通じてとり除かれる栄養条件をととのえなければなりません。そのためには、なによりもまず、カリウムの多い食品をしっかりとることです。

たまっている水分を追いだす野菜

下半身を細くするには、一にも二にも、余分な水分を老廃物とともに体外に追いだしていくことです。そのためには必要なカリウムを多くふくむ食品の代表といえば、野菜や果物です。これらは、毎日食べるように心がけてください。

豊富なカリウム、その他プラスアルファの作用で積極的に下半身やせを応援してくれる食品をいくつかご紹介しておきましょう。なお、果物については、ステップ8でくわしくお話しすることにします。

●海藻類（昆布、ひじき、ブラダーラックほか）

カリウムが非常に多いだけでなく、理想的なミネラル・バランスで水分代謝を促進してくれます。太ったり、やせたりを調整している甲状腺《こうじょうせん》ホルモンの主成分であるヨードをはじめ、血流をよくするさまざまな栄養素も豊富で、セルライト改善、下半身やせに貢献《こうけん》してくれます。

●**あずき**

どのような原因のむくみにでも有効です。利尿作用にすぐれているのは、カリウムと外皮や豆の内部にふくまれるサポニンによるものです。血液の流れを調整して、老廃物の排泄をうながす作用もあります。食物繊維《せんい》も多く、便秘症の人にもおすすめです。

●**かぼちゃ**

毛細《もうさい》血管やリンパ管を活性酸素の害から守ってくれるビタミンC、カロチンが豊富です。体内の余分な水分をとり除く作用のほか、解毒《げどく》作用もあります。かぼちゃ・海藻・あずきは、むくみ改善、下半身太り解消の最強トリオ。あわせて食べていく工夫をしましょう。

●**あしたば**

カリウムが豊富であるほか、末梢《まっしょう》血管を拡張させ、血液の循環《じゅんかん》をよくする作用があるカルコン成分がふくまれ、血流やリンパの流れの促進作用が、老廃物をスムーズに流してくれます。セルライト改善のためのジェルやクリームなどにもつかわれています。

●グリーンアスパラガス

末梢血管を拡張し、尿量を増加させる作用があります。ビタミンB_1、B_2、E、カロチンなども比較的多くふくまれています。造血に必要な葉酸《ようさん》もたっぷりで、肝機能の改善にも有効です。先端や茎《くき》にはルチンがふくまれ、血流を改善してくれます。

●きゅうり

カリウムが豊富。利尿作用は煮て食べたほうがさかんになります。ルチンもふくまれ、末梢血管を柔軟にして血流をスムーズにしてくれます。体内で糖質《とうしつ》が脂肪に変化するのを抑制《よくせい》するマロン酸もふくまれています。ただし、ビタミンCをこわす酵素もふくまれているので、ほかの野菜や果物などといっしょに食べあわせたり、ジュースにはしないようにしてください。

●セロリ

カリウムが多く、利尿作用のほか、血圧を下げる作用、鎮静作用、健胃作用、浄血作用、神経をやわらげる作用、生理痛改善作用など、多くの働きが期待できます。

ステップ2 良質のタンパク質をしっかりとる

体内の水分量は、ナトリウム対カリウムのバランス、そして血中のタンパク質量によって決定づけられます。

タンパク質として私たちが食事からとっているものとしては、肉類、魚介類、卵のほか、納豆、豆腐をはじめとする大豆食品などがあります。タンパク質摂取が不足すると、体内には水分がたまりやすくなります。というのは、血中タンパクが少なくなると、タンパク質の血中濃度を保つために、血液中の水分は血管外へ追いだされます。これが組織間にたまり、むくみになるのです。

タンパク質は、私たちのからだの細胞を構成している主たる成分です。髪の毛や皮膚、筋肉や内臓、骨や歯も、その重要な成分はタンパク質です。タンパク質が不足すれば、毛細血管はもろくなり、微小循環に影響がでてきます。セルライトの損傷《そんしょう》した組織の修復もできないことになります。

皮膚や血管などの構成成分であるばかりでなく、体内の代謝にかかわっている数千といわれる酵素もすべてタンパク質です。このため、タンパク質が不足すると脂肪燃焼や水分代謝をはじめ、あらゆる代謝機能にトラブルが発生してきます。体内の解毒や排泄にかかわっている肝臓《かんぞう》や腎臓《じんぞう》もまともに働けなくなります。

太りたくないとばかりに食事制限をしている女性の脚がむくみやすいのは、まさにタンパク質不足によるものです。脚やせを考えるなら、カリウムの摂取と同時に、良質タンパク質をしっかり確保しなければなりません。

体内でつかわれるタンパク質の材料を不足させないためには、一日分として自分の体重一キロあたり一グラムのタンパク質をとることが必要です。これはみなさんが思っているより、ずっと量的に多いはずです。

食べるべき目安量としては、一食あたり、自分の手のひらの大きさと厚さ程度。昼食で食べるパスタに入っているシーフード程度では、脚やせのためのタンパク質量としては十分ではありません。

タンパク質源として何種類かの食品を混ぜ、昼食と夕食ではかならずこれだけの分量の確保を心がけてください。とくに夕食で十分量のタンパク質を食べるようにすることは、セルライトの損傷組織の再生のためにも、とても重要です。

また、タンパク質を食べるときには、良質なものを選ばなければなりません。「良質」というのは、体内でつくることのできないアミノ酸をバランスよくふくんでいる食品のこと。一般的に植物性のものより、肉類、魚介類、乳製品などの動物性食品のほうがアミノ酸の構成がよく、良質のタンパク源といえます。植物性のものと動物性のものをあわせてとるようにするのが、もっとも理想的です。アミノ酸バランスが完璧な食品は唯一《ゆいいつ》、卵です。グッドプロポーションのためには、一日二個程度はかならず食べるようにするといいでしょう。

タンパク質食品をとるときには、どうしても抱きあわせで余分に脂肪《しぼう》をとることになります。タンパク質量を確保するために必要以上のカロリー摂取になってしまうのが心配な人は、プロテイン製品（二一三ページ参照）をうまくつかうことを考えるといいでしょう。

ステップ3 合成着色料、香料など添加物は避ける

着色料をはじめとする合成添加物も、水分代謝をいちじるしく阻害《そがい》し、むくみを生みだし、セルライトづくりを促進します。脚やせの第三ステップとしては、こうしたものを極力排除していくことを考えましょう。

私たちのまわりをみまわすと、じつに多くの加工食品にとりかこまれていることにあらためてビックリさせられます。チーズ、ハム、ウインナをはじめ、はんぺんやさつま揚げなどの練りものや、かに、ほたて、イクラなどに似せたニセモノ食品。さらにお湯を加えたり、お湯のなかに入れればたちまち食べられるレトルト食品にインスタント食品、チンすればすぐできあがるレンジ対応食品。世はまさに簡単で便利な加工食品オンパレードです。

こうした加工食品には、私たちのからだに、好ましくない影響をおよぼす保存料や着色料をはじめとする、さまざまな化学合成物質が複合的に添加されています。なんと、私たちは年間二万五〇〇〇種類、重さにして八キロものこうした合成添加物を体

内に入れているといわれているのです。

調理に手間いらずで保存もきく加工品の便利さは、たしかに魅力的ではありますが、こうした添加物のため、消化器官は負担を強《し》いられ、消化酵素は無駄づかいされ、膵臓《すいぞう》は弱り、肝臓機能に余分な負担がかかることになります。体内の酵素システムを消耗させ、代謝を乱すことで、水分の停滞を招いたり、セルライトが形成されやすい状態をつくります。合成添加物が多量にふくまれているようなものばかり口に入れていたのでは、下半身が太くならないほうが不思議なのです。

現代人の食生活から合成の添加物を一〇〇パーセントシャットアウトするのは絶対に無理でしょう。でも、より安全なもの、少しでも添加物の少ないものをとるために、普段からしっかりラベル表示を確認してから買う習慣を身につけることです。

そしてなによりも、加工食品類をすこしずつ食卓から遠ざける努力をしてください。スーパーやコンビニで買った調理ずみ食品をそのまま食卓に、なんていうことをせず、新鮮な野菜、魚、肉などの材料をそろえ、自分で調理することです。手間ひまかけなくても、短時間で食事はつくれます。必要なのはやる気だけです。「下半身デブをどうにかしたい」という強い思いがあるのなら、まず、そこからはじめましょう。

人工甘味料を食事から排除

「砂糖は太る」という固定観念から、カロリー・ゼロ、あるいは低カロリーと宣伝されている合成甘味料をつかっていませんか。このような人工甘味料も、ほかの合成添加物とほぼ同じようにからだに作用します。つまり、からだの酵素系に負担をかけ、水分の停滞を招きます。ほとんどカロリーがないとはいえ、インシュリン分泌を刺激して脂肪の蓄積につながり、水分の停滞とあわせて体重の増加にもつながります。

自分ではこうした砂糖代替品をつかっていないつもりでも、知らず知らずのうちにとっている可能性もあります。お菓子やスナック、カップ麺、清涼飲料水、ヨーグルトなどや、しょうゆ、みそ、ふりかけ、佃煮《つくだに》など、日ごろ口にする食品に添加されているケースも多いからです。

ラベルに、「ノンカロリー」とか「低カロリー」をうたっている食品や、飲料水などには、ほぼ例外なくアスパラテーム、アセスルファムK、サッカリン、ソルビトールなどの甘味料がつかわれているはずです。こうした添加物をつかっている食品を、まず、自分の食環境からはずしましょう。

最初はなかなかたいへんかもしれませんが、こうしたことを続けていくうちに、徐々に甘いものがほしくなくなります。そして、食べ物全般についての味覚がかわってきます。人工甘味料を排除するだけでも、一～二キロ程度の減量になるのですよ。これは、体内に保持されていた水分がでていくから。さらにいいことは、甘いものをほしくなくなると同時に、からだが塩気も要求しなくなり、自然と薄味好みになります。これはステップ1でみたとおり、セルライト改善に、とてもプラスになるのです。

ステップ4　一時間にグラス一杯の水を飲む

下半身太りで悩んでいる女性は、その程度の差こそあれ、かならずむくみを伴っています。そのため、「水で太る」と思い込み、水分をひかえるケースが多いようです。たしかにむくみは水分がたまっている状態ですが、水をとらないようにしたところで、問題は解決しません。むくむのは水分をとりすぎているからではなく、水分の運びだしがうまくいっていないからです。

静脈やリンパの排液がうまくいかないことで水分の停滞が発生することについては、これまで何回となく触れてきたとおりですが、腎臓がオーバーワークになって機能が低下しても、水分代謝は悪くなり、むくみやすくなります。

私たちのからだの七〇パーセント近くは水です。からだはまさに水漬け、水タンク状態といってもいいでしょう。水槽の水をかえずにいたら、どうなりますか。腐《くさ》ってしまいますよね。老廃物だらけの汚れた水がよどむことのないよう、新鮮な水を注入させつつ循環させなければ、水槽内の生き物だってたまったものじゃありません。

体内だって同じことです。水分摂取量が少ないと体内で発生する老廃物や外部からの有害物質を体外に運びだすことができません。各細胞が毒されることも防げません。十分に水分をとって、老廃物はどんどん流しだしていくべきです。

また、体内での反応はほぼすべて水を介しておこなわれているので、スムーズな代謝のためにはつねに十分な水分が必要です。「のどが渇いた」と思うときには、細胞はすでに脱水状態。そのような状態では、細胞はまともに働けません。全身の調整機能は低下してしまいます。むくみばかりか、体脂肪の蓄積、皮膚や筋肉のたるみ、器官の機能低下にもつながります。

腎臓の機能がよい状態に保たれ、きちんと働いてくれれば、余分な水分が体内にたまることはありません。不要物質の処理は順調に進み、尿となって、体外に排泄されます。ひかえるべきは水分ではなく、塩分。そして考慮《こうりょ》しなければならないのが、体内の水分バランスや腎臓そのものにかかわりのある栄養素の不足です。太ると思って水は飲まない、食事はひかえるでは、ますます事態は悪くなるばかりです。

腎機能の負担を減らし、スムーズな排泄をうながすためには、一日二〜三リットルの水が必要といわれます。水を一日にこれほど多くとるなんて「考えられない！」という人もいるでしょう。水を飲む習慣がない人は、はじめからこんなにたくさん飲めないかもしれませんね。

まず、コーヒーや紅茶などのカフェインがふくまれる飲み物や、炭酸飲料、市販のジュースをやめ、ミネラルウォーター、アルカリイオン水、浄化された水などを少しずつ量的にふやすようにしましょう。水道水には塩素をはじめ、極力体内に入れたくない物質がふくまれるので、そのまま飲むのは避けます。一時間にグラス一杯の良質

飲料や売薬にふくまれるカフェインの量

飲料	カフェインの含有量
コカ・コーラ（1瓶＝340g）	64.7mg
ドクターペッパー（1瓶）	60.9mg
ペプシコーラ（1瓶）	43.1mg
ダイエット・ライト（1瓶）	31.7mg
コーヒー（1杯）	
インスタント	66.0mg
ドリップ式	146.0mg
紅茶（1杯）	46.0mg
ローズ茶（1杯）	40.0mg
緑茶（1杯）	35.0mg
ココア（1杯）	13.0mg
売薬（1錠または1カプセル）	**カフェインの含有量**
アナシン（カフェイン抜き）	32.0mg
エキセドリン	65.0mg
バイオ・スリムT	140.0mg
デキサトリム	200.0mg

（アール・ミンデル著『ビタミン・バイブル』より）

の水を飲むことからはじめてみてください。

コーヒーは極力飲まない

先日、ある健康雑誌の「下半身太り撃退特集」に「お茶やコーヒーには利尿作用があるので、むくみの解消には、どんどん飲んだほうがいい」なんていうコメントが掲載されているのをみて、ビックリしました。

たしかにお茶やコーヒーには利尿作用があるのですが、問題はカフェインがふくまれていること。カフェインは強力な麻薬《まやく》ともいえる物質です。すぐ思考がはっきりしたり、疲労が減った感じがしたり、精神高揚効果などがあります。基礎代謝がアップし、ダイエットにいいともいわれます。

でも、カフェインは微小循環系に最悪の影響をもたらします。血管を収縮させる作用が強いので、脂肪組織への血液供給を減らしてしまうのです。これがどのようにセルライトを形成していくかは、第一章でみてきたとおりです。

そればかりか、カフェインは鉄分の吸収を阻害したり、からだから亜鉛《あえん》、カリウム、カルシウムなどのミネラル、ビタミンCやB群をうばいます。このためエネルギー代謝をはじめ、多くの代謝に支障がでてくることになるのです。さらに、カフェインの過剰摂取（一日三〇〇ミリグラム以上）はホルモンバランスをくずすといわれていますので、どこからどう考えても、セルライト解消のためにはマイナス要因ばかりです。

カフェインは緑茶、ココア、チョコレートなどにふくまれています。コーラにもインスタントコーヒーと同じくらいカフェインがふくまれています。市販薬に多量のカフェインがふくまれているケースもあります。自分が思っている以上にカフェインをとっている人がほとんどです。自分の生活から極力カフェインをはぶき、ハーブティー、麦茶、ミネラルウォーターなど、カフェインの入っていない健康的な飲み物に切りかえていきましょう。

ステップ5　余分な脂肪を排除する

これまでのステップでは、セルライトに直結するむくみ、つまり、水分の停滞をいかに解消していくかがテーマでした。ここからは、体脂肪の蓄積を防いでいくことも考えなければなりません。

セルライトはかならず脂肪組織内で発生します。コラーゲン線維《せんい》でがんじがらめになった組織の細胞内に、風船のようにふくれあがった脂肪が閉じ込められています。そこにさらなる脂肪が運び込まれてきたらたいへんです。早急になんらかの手段を講じなければなりません。

食品にふくまれる脂肪は高カロリーです。そして、食事で口にした脂肪は、脂肪細胞に直接貯蔵されることになります。しかも、あのにくき脂肪貯蔵レセプターのおかげで、下半身に直行です！　セルライトがある人にとっては、なんとかしたいと思っている、まさにその部分がますます肥大《ひだい》していくことになります。下半身デブから抜けだすには、余分な脂肪を食事から排除していかなければなりません。

ただ、脂肪にはいろいろな種類があって、絶対口にすべきでないものもあれば、不足すると、細胞膜が弱くなったり、重要な局所ホルモンがつくれなくなって、体内のさまざまな微調整ができなくなるという、不可欠なものもあります。やみくもにすべてカットすればいいというわけではありません。

私たちが絶対に不足させてはいけない脂肪酸は、γ《ガンマ》リノレン酸（GLA）、アラキドン酸、エイコサペンタエン酸（EPA）の三つで、これらがバランスよくとれていないと、血液の流れや水分代謝の問題をはじめ、セルライトの予防や解消にあらゆる影響がでてきます。

このうちアラキドン酸は動物性食品を食べていれば不足することはありませんし、GLAからもつくれます。ですから、実質的に気をつけなければならないのは、EPAとGLAの二つの脂肪酸だけです。GLAはリノール酸から体内でつくることができるので、通常の栄養学では、リノール酸をとればいいということになっています。でも、体内でのリノール酸からGLAへの変換はそう簡単にはいきません。リノール酸がうまくGLAに変換されなければ、体内のさまざまなバランス維持《いじ》はむずかしくなります。それればかりか、単にからだにみにくい脂肪を蓄積させる高カロリーの「油」でしかなくなってしまいます。しかも、リノール酸は体内で活性酸素の攻撃をうけやすいので、セルライトへの悪影響も懸念《けねん》されるのです。

変換に問題が生じる可能性があるのなら、最初からGLAをとったほうがよっぽど効率的です。ただ問題がひとつあります。GLAをふくむ一般食品がほとんどないのです。したがって、ＧＬＡはサプリメントでとるしかありません。

ＧＬＡを豊富にふくむサプリメントは何種類か市場にでまわっていますが、いろいろな要素を考慮して、私はプリムローズ（月見草油）をおすすめしています。脚やせには一日最低一五〇〇ミリグラムとるようにすると効果的です。

有害な油脂をカットする

ＥＰＡは一日一回魚を食べれば十分に必要量をみたせます。いわしなら中くらいのもの二尾、さんまなら大ぶりを一尾、まぐろのトロなら五〇グラムほどでクリアできます。ＥＰＡとＧＬＡを確保したら、ほかの油脂《ゆし》は極力カットしましょう。

脂肪の少ない鶏肉しかダメ、それも脂抜きをしてから調理、なんていうことはいいません。体脂肪を大幅に落とさなければならない人は、脂肪でドロドロの肉を食べるべきではありませんが、それ以外の人は食品自体にふくまれる脂肪はそう気にすることはありません。ただし、油をつかった料理、マーガリンやショートニングをつかった食品は避けるようにします。

これは、高カロリーであると同時にトランス型脂肪酸がふくまれているからです。市場にでまわっているほとんどの精製油はにおいやクセをなくしたり、日持ちをよくするためになんらかの処理をしているのですが、その処理過程において、私たちのからだにとって有害なトランス型脂肪酸が生みだされます。

クラッカー、ポテトチップス、クッキー、ケーキ、コーヒーに入れるクリーム、アイスクリーム、レトルトカレー、そのほかジャンクフードといわれるもののほとんどがこの脂肪酸をふくみます。代謝をはじめ、からだのあらゆるバランスを混乱におとしいれ、セルライトの形成を促進してしまいます。

食用油にもトランス型脂肪酸はふくまれますので、炒《いた》め物や揚げ物などの調理は、「しない、食べない」がベストです。どうしても、炒め物が食べたいときには、少量のバターか良質のオリーブオイルをつかうことです。揚げ物は避けます。

ところで、油脂類をカットするステップ5に入ったら、「女性の脂肪は下半身にため込まれ、上半身から落ちていく」ということを思いだしていただかなければなりません。口にする油脂をカットすれば、必然的にカロリーカットになります。からだがつかっているカロリーより、入ってくるカロリーが少なくなれば、体脂肪は燃焼されます。そのとき、なんの手段も講じなければ、上半身の脂肪ばかりが落ち、下半身はそのままということになってしまいます。

カロリーカットになるように食事改善をする場合は、下半身からの脂肪の運びだしが優先されるように、かならず、エクササイズやアロマテラピー（マッサージ）を併用しなければなりません。プリムローズのようなサプリメントも必要になるでしょう。これまで下半身やせに失敗しているどころか、上半身ばかり細くなってしまったと嘆いている人は、こうしたことをきちんとおこなわなかったのではないでしょうか。

ステップ6　糖分は摂取量に注意

下半身への脂肪蓄積に直結するのは、食事にふくまれる脂肪ばかりではありません。主食として食べる炭水化物や、菓子類などにふくまれる糖分も、食べすぎれば、確実に体脂肪として下半身に蓄積されることになります。

私たちのからだの細胞がそれぞれの決められた仕事を遂行《すいこう》し続けるためには、つねにエネルギーが供給されていなければなりません。このエネルギー源として中心的役割をはたすのがブドウ糖です。

ご飯やパンやパスタなど炭水化物（主としてデンプン）のかたちでとり入れられるブドウ糖は、体内で四六時中必要な栄養素です。しかし、糖として体内に蓄えておける量はほんのわずかにすぎません。そのため、糖質をとりすぎると余剰分は脂肪にかえられて体内に貯蔵されることになります。女性の場合、もちろん、下半身中心に蓄積されるわけですよね。しかも、脂肪としてならばいくらでも、無制限に貯蔵できるのです。

このようなことから、ダイエットといえば、まず糖質をひかえるのが鉄則です。「やせたい」と思うと、なにはともあれ主食を食べないようにして、おかずだけにする、という女性も多いでしょう。でも、下手に糖質を減らすと、エネルギー不足から、疲れやすくなったり、やる気がなくなったりします。

また、糖質をまったくとらないと体内では困ったことがおきます。というのは、脳のエネルギー源確保のため、からだは筋肉をブドウ糖にかえて燃料にするからです。つまり筋肉が落ちるわけですね。筋肉は重量があるので、落ちれば体重は減りますが、体内の貴重なタンパク質が消費されることによって、代謝機能が低下し、太りやすく、やせにくいからだがつくられます。

こうしたことから、糖質は食べすぎても、また、食べなさすぎても問題がでてくるので、あくまでも「適量」を心がけなければなりません。糖質のとり方を一歩間違えれば、セルライトは悪化し、上半身との脂肪分布バランスの回復は絶望的になってしまいます。

かりに、からだに最低限必要なブドウ糖量をご飯だけでとるとしたら、一日分として大きめのお茶碗に三杯分くらい必要です。「えっ！　そんなにいっぱい？」と思いますか。でもこれは、パンやパスタ、つけあわせのポテトやマカロニサラダなどはもちろん、ちょっとつまむクッキーやおせんべい、果物類、砂糖までふくめての糖質のトータル量なのです。太りたくないと思って、ご飯などのデンプン類をひかえていても、甘いものが大好きで、ケーキや菓子類などで「砂糖」をとっていれば、軽く必要量はオーバーしているはずです。

菓子がむくみやセルライトを招く

あるテレビ番組で、ちょうど私がこの原稿を書いているときにセルライトについてとりあげていました。登場した視聴者数名は、それこそお見事！　というほどのデコボコ下半身。彼女たちの共通点は、とうぜんのことながら、「むくみ」でしたが、全員が甘いものが好きで、菓子ばかり食べているような生活をしていました。

菓子類はほとんどが糖分ですので、食べすぎは脂肪の蓄積に直結です。でも、それ以上に問題なのは、このような糖質にはエネルギー合成に必要なビタミンB群がまったくふくまれていないこと。エネルギー合成にはビタミンB_1、B_2、ナイアシン、B_6、B_{12}、ビオチン、パントテン酸（以上、すべてビタミンB群）がいっしょに手を組まなければなりません。そのため、B群をまったくふくまない菓子類を食べると、からだは別の代謝に必要なB群をうばいとってエネルギーづくりをしようとします。

うばえなければエネルギーに転換されず、そのまま脂肪として蓄えられます。もし、うばってエネルギーづくりに成功したら、うばわれた側の代謝に支障がでて、むくみなどの症状が表面化します。どちらに転んでも、セルライトの誕生に結びつくしかないのです。しかも甘いものが好きな人は、濃い味を好む傾向があって、塩分のとりすぎからカリウム不足におちいっているケースがほとんど。それこそダブル、トリプルで下半身デブ化に拍車をかけてしまうのです。

菓子のような、栄養素のふくまれない「空《から》のカロリー」食品は、極力自分の食生活からはずしていかなければなりません。代謝に必要なビタミン類もいっしょにとれる、精製《せいせい》されていない穀類、果物、豆類、野菜などの自然食品から糖質をとるようにすれば理想的です。

もっとも、理想どおりにはいかないから苦労するのですが……。でも、せめて下半身の脂肪組織に直行する菓子類などはやめ、主として野菜類や果物類をよく嚙《か》んで食べ、それでもどうしても空腹感が満たせないようなら、お米やいも類などのデンプン質を食べるようにすべきでしょう。

ついつい糖質を食べすぎてしまったようなときには、余分な糖分が燃えてくれるよう、ビタミンB群を多めにとるようにすれば脂肪蓄積の恐怖からは逃れられるかもしれません。でも、基本的に食べすぎないこと。糖質を食べるときには、つねに食べる量に気をくばりたいものです。

ステップ7 新鮮な野菜を食べる

野菜類にはブドウ糖の分子が何千個もかたまりになってふくまれています。でも、私たちの体内には、この「食物繊維」とよばれるかたまりを分解する酵素がないため、そこにふくまれているブドウ糖をほとんど吸収できません。食物繊維は大腸に直行するしかなく、そこで腸内細菌のエサになってビタミンをつくったり、腸をきれいに保つなどのたいせつな役割をはたします。

とはいえ、セルライト消滅作戦の七番めに「新鮮な野菜類」をあげたのは、食物繊維をとるようにすすめたかったからではありません。野菜類にふくまれるビタミンやミネラル、そして食物酵素に目を向けていただきたかったからです。

私たちの体内では一瞬も休むことなく何千種類もの代謝が進行しています。体内で進行する代謝にはかならず酵素がかかわっていますが、その酵素の働きをサポートしているのがビタミンとミネラルです。これらサポーターがきちんと仕事をしてくれなければ、体内の酵素は働けず、脂肪を燃焼することも、水分代謝をよくすることも、組織にダメージを与え続ける有害物質の解毒《げどく》も、血液やリンパの流れをよくすることもできないのです。セルライトの解消も、下半身やせも絶望的です。

ステップ1では、カリウムというミネラル不足が水分代謝に大きく影響してむくみをつくることに触れました。ステップ6では、ビタミンB群はエネルギー代謝や水分代謝にもつかわれるといいました。こうした代謝がスムーズに進行するには、じつに四〇種類以上のビタミンとミネラルが一種類も欠けることなく、量的にも十分に確保されていなければならないのです。不足すれば、からだのどこかの代謝過程でトラブルが発生します。こうしたことがセルライト形成要因と結びついてくるのです。

また、ビタミンとミネラルには活性酸素を除去する、抗酸化栄養素としての重要な役割もあります。活性酸素は血液をドロドロにしたり、毛細血管にダメージを与えます。セルライトの予防、改善には、活性酸素除去のためにビタミンとミネラルを有効につかう必要もあります。

多くのたいせつな役割を担《にな》いながらも、ビタミンやミネラルはわずかの例外を除いて、体内で生産、合成することができません。そのため、食事からしっかりとらなければなりません。基本的にビタミン類は緑黄色野菜に多く、ミネラル類は海藻類に豊富です。ただ、それぞれの種類によってふくまれるビタミンやミネラルが違いますので、いろいろな種類の野菜類、海藻類をとりまぜながら、日々の生活にたっぷりとり入れていかなければなりません。

野菜類はなるべく生で

野菜類は新鮮なものを生で食べることがたいせつです。日本の栄養学では、野菜類のカサを減らしてたくさん食べるために、ゆでたり、煮たりすることをすすめます。でも、こうした処理は、ビタミンやミネラルの損失につながるばかりか、貴重な食物酵素を完全に破壊してしまいます。

生の食品には、どのようなものでも豊富に食物酵素がふくまれています。しかし加熱によって、こわされてしまいます。食物酵素には、食品そのものを事前に消化するというたいせつな作用があります。事前の消化がおこなわれなければ、消化関連器官に負担がかかり、酵素の無駄づかいになります。しかも、食物酵素なしでは消化が完了しません。そのために血液は汚され、腎臓や肝臓もオーバーワークになります。排泄されるべき水分や毒素は体内にとどまり、セルライト内にため込まれていく……。そのようなことになるのです。

「野菜を生でたくさん食べなさい」といっても、野菜にはカサがありますので、なかなかたいへんです。食物繊維が多いため、よく嚙まなければならないこともあり、必要量を食べようとすれば、それこそ長時間野菜を食べ続けなければなりません。それに、緑黄色野菜類はなかなか生では食べられません。

そこでおすすめしたいのが、ジューサーで簡単につくれる生ジュース。どのような野菜でもジュースにすればおいしく飲めますし、カサが一瞬にしてなくなりますので、多くの野菜を簡単にとれます。しかも必須栄養素を、消化にいっさい負担をかけることなく、スムーズに体内に送り込むことができます。

生ジュースをつくれないなら、生で食べられる野菜は生で、よく嚙んで食べる、あるいは、すりおろすなどして食べるようにするだけでも、ずいぶん違います。事前の消化がおこなわれ、血液の浄化《じょうか》が進みます。代謝は活性化し、体内で一生懸命働いてくれるようになることで、下半身のデコボコはそれだけ早く解消してくれることになるのです。

ステップ8　新鮮なフルーツを食間にとる

やせたいと思う人は、「フルーツは高カロリーで太る」と思い込み、敬遠《けいえん》する傾向があるようです。私自身、昔はそうでした。二十年くらい前に執筆した私の本にも、太りすぎの人はひかえたほうがいいと書いた記憶があります。

でも、そんな考え方は間違っています。ほとんどのフルーツはカリウムが多く、リンパ系をスムーズに働かせ、体内の余分な水分を追いだしてくれます。また、新鮮なフルーツには「生きた酵素」がたっぷりです。前ステップで触れたとおり、食物酵素の多い食品をとることは、体内のあらゆる生化学反応を活発にすることにつながります。食べ方さえ間違えなければ、フルーツで太ることはありません。むしろ、下半身をスッキリさせるために、なくてはならない食品とさえいえるのです。

「食べ方さえ間違えなければ」といいましたが、これはとても重要なことです。フルーツは食後に食べるのが常識と思っている人は多いと思いますが、そんな食べ方は食後のケーキとたいしてかわらず、確実に下半身を太くします。

フルーツを食べるのは食間の空腹時。食前であれば食事まで三十分はあけ、食後は二時間以上たってからにします。これなら太ることを気にすることなく、フルーツのメリットを十二分に生かすことができます。

唯一の例外は、パイナップルとパパイヤ。これらは、タンパク質分解酵素を豊富にふくんでいますので、消化されにくい肉などといっしょに食べると、タンパク質の消化・吸収を助けてくれます。

なお、熱を加えた果物類や市販のジュース類には酵素はなく、単に太るだけのものにかわっているので、口にすべきではありません。

下半身を細くするのに役立ってくれる果物をいくつか紹介しておきましょう。

●パパイヤ

パパイヤにふくまれるタンパク質分解酵素は、血流改善に役立ちます。熟した黄色い果実より、まだ青い果実にふくまれる酵素のほうが活性度は高いとされます。

パパイヤには酵素以外にもビタミンC、カロチン、フラボノイドなどの抗酸化栄養素がたっぷり。セルライトの特徴である組織の損傷を予防するにも最適です。マグネシウムやカリウムなどのミネラルも豊富で、むくみの改善にも役立ってくれます。

●すいか

利尿作用が抜群に高いのがすいか。カリウムが多いことに加え、特殊《とくしゅ》アミノ酸シトルリンが強力に有害物質を解毒・排泄に働き、むくみを改善、セルライトを減少させ、脚を細くするために働いてくれます。すいかの季節には大いに食べたいものです。なお、ジュースにする場合は皮の部分もいっしょにジューサーにかけます。

●りんご

カリウムやマグネシウムが比較的多く、むくみの改善に役立ちます。塩分の多いものを食べすぎたときは、りんごをかじっておけば体内の余分なナトリウムを追いだし、水分の停滞を防いでくれます。豊富にふくまれる、ペクチンという、水にとける繊維が、下痢にも便秘にも適切に作用してくれます。

●柿

「柿を食べると冷える」と、よくいわれますが、これはカリウムの働きによって、トイレが近くなることを「冷える」と表現したのでしょう。脚にプラスになる栄養素として、カリウムのほか、ビタミンCやビタミンAもふくまれます。

●グレープフルーツ

低カロリーでありながら、ビタミンを多くふくんでいます。カリウムはりんご、すいか、柿などよりも多くふくまれています。独特の酸味のあるクエン酸は新陳代謝《しんちんたいしゃ》を活発にしてくれます。

ステップ9　アルコールは一日一杯の赤ワイン程度に

最近は若い女性でも、気軽にアルコール類を楽しむようになりました。居酒屋をのぞくと、楽しそうに騒いでいるのは圧倒的に女性たちのほうが多いように思います。

ところで、アルコール類は下半身デブ解消にとってどのような影響があるのでしょうか。やはり、一滴も飲まないほうがいいのでしょうか。それとも、気をつければ、ある程度飲むのはかまわないのでしょうか?

アルコール類は血行をよくし、代謝を促進してくれますし、ストレス解消にもなります。このようなことから考えれば、脚を細くするには、好ましく作用してくれる飲み物といえるでしょう。ただし、飲み方を間違えなければ、の話です。

たとえば赤ワインにはポリフェノールが多くふくまれています。飲みすぎなければ、末端血管系を活性酸素の攻撃から守り、強化する働きをもっていますので、セルライト改善にはプラスに作用してくれます。

しかし、アルコールのカロリーは砂糖の倍近くあります。肝臓にとっては毒物です。さらに、必要栄養素の欠乏《けつぼう》を引きおこします。こうしたことからして、飲みすぎるようなことがあれば、一転して下半身太り製造用飲料になってしまいます。

アルコールは健康維持に必要な栄養素を、直接あるいは間接的に攻撃します。たとえば、彼氏とのデートで〝水割り二杯飲んじゃった〟程度でも、飲まないときにくらべると、三倍から五倍ものマグネシウムを尿といっしょに排泄してしまうのです。

また、アルコールを代謝するときに、ナイアシンというビタミンが大量に消耗されます。これはアルコールの代謝だけにつかわれるのではなく、体内の四〇〇種類以上の代謝にかかわっています。そのため、このビタミンが消耗されてしまうと、エネルギーづくりをはじめ、多くの代謝に問題が発生します。血液の流れにも影響がありります。こうしたことは、セルライト除去、下半身やせにとって大きなマイナスとなります。

アルコールのプラス効果を生かしながら、マイナス面を表面化させないためには、ワイン（できれば赤）を一日一杯に制限することです。また、ナイアシンをふくんだつまみをいっしょに食べるようにするといいでしょう。ナイアシンの多い食品としては、豚肉、チーズ、まぐろ、いわし、そら豆など。海藻類もあわせて食べるようにすれば、体外に排泄されやすいビタミンやミネラルも補給できます。油をつかったつまみ類は絶対タブーであることは、いうまでもありません。

ステップ10　サプリメントをとれば効果倍増！

「セルライト解消の特効サプリメントが欧米でバカ売れ！」というニュースが私のも

とに飛び込んできたのは、もう五年近く前のことです。

効果的な解消法はないと絶望視されてきたセルライト。それが、たった二〜三ヵ月で改善されるというサプリメントがヨーロッパで爆発的に売れ、アメリカに飛び火しました。欧米の女性たちは熱狂し、価格が高いにもかかわらずヘルスフードストアには長蛇《ちょうだ》の列ができ、売り切れ店が続出。入荷するはしから完売という女性たちのフィーバーぶりは、それこそ社会現象にまで発展しました。

頑固なセルライトにさえ強烈に作用するとすれば、日本人に多い下半身デブにも絶対に効果があるはずとの思いから、アメリカでの大ブームまっただなか、私はたいへんな苦労をしてそのサプリメントを手に入れました。そして主原料がブラダーラック（ヒバマタ）とプリムローズ（月見草油）であることをつきとめました。

そのほかの栄養素、ハーブ類なども数種類つかわれており、そのブレンド法が独特の効果を生みだすのだとメーカー側は説明をしていました。でも、どこからどう考えても、プラスの影響力が期待できる含有量ではありません。注目すべきはブラダーラックとプリムローズの相乗効果。私は文献《ぶんけん》をあさり、これらをいっしょにとることで、下半身太りの三悪、過剰水分・老廃物・脂肪の蓄積から確実に解放される状況をつくれることを確信しました。

ブラダーラックは脂肪、老廃物を撃退!

海藻類は世界中に何千種類も生息しており、その多くが陸上の食品とは比較にならないほど豊富なビタミン、ミネラルをふくんでいます。そんななかでも、薬効のあるハーブ(薬草)として欧米で認められ、甲状腺腫《こうじょうせんしゅ》や甲状腺機能不全による肥満に昔から使用されてきたのが、ブラダーラックです。

ブラダーラックにはヨウ素が豊富にふくまれ、甲状腺機能低下の改善をはかることで基礎代謝率をアップします。代謝が活発になれば、消費カロリーはふえ、脂肪が蓄積されにくくなるばかりか、すでに皮下に脂肪組織が過剰に蓄積している場合、からだのほかの部分になんのマイナス影響を与えることなく、脂肪が効率よく減少します。

ブラダーラックに豊富にふくまれるカリウムは組織内の余分な水分を体外に排泄させ、むくみを解消してくれます。さらに、ブラダーラックには血液の浄化作用もあります。組織内にたまった老廃物や毒素が血液を通じてスムーズに肝臓や腎臓から排泄されるように助けてくれます。しかも、血液がかたまりやすくなるのを防ぐ作用、血管を柔軟性のある、しっかりしたものにしてくれる作用などもあわせもっているので、きれいに浄化されたサラサラの血液が全身をかけめぐることになり、むくみは解消、脂肪は減少、下半身全体がスッキリしてくるのです。

プリムローズで下半身はスッキリ、ほっそり

代謝機能を活発にしたり、脂肪燃焼組織を活性化して脂肪の蓄積を防いでくれるのがプリムローズ。プリムローズには、ほかの食品には類をみないほど多くのγリノレン酸（GLA）を含有《がんゆう》しています。GLAには強力な抗酸化作用もあり、体内で酵素の働きを阻止《そし》しようとする活性酸素をおさえ込み、毛細血管へのダメージも防いでくれます。

また、GLAはステップ5でお話ししたように、局所ホルモンをつくる材料に変換されます。このホルモンの仲間は、からだのなかのいろいろな機能の微妙な調整をす

る役割を担っています。血液の粘度《ねんど》、血圧、体温、血糖値、水分量、酸・アルカリバランス、コレステロールや中性脂肪など、生体内で適切な範囲で管理されるべき要素は無限にあります。それらを一番好ましいラインに調整するために働いているのです。こうした微調整は、セルライトを解消して下半身を細くしていくためには欠かせません。

ちなみに、プリムローズはあらゆる皮膚のトラブルにつかわれていますが、そのほかにも、ＰＭＳ（生理前症候群）、アトピー性皮膚炎、リューマチ性関節炎、乳房痛、多発性硬化症《たはっせいこうかしょう》、糖尿病関連疾患、心臓病、子宮内膜症《しきゅうないまくしょう》などに治療効果があることが、臨床的《りんしょう》に証明されています。これらの研究はくわしく検証されていて、英国では医学的な評価を得ているのです。

最強の組み合わせで下半身やせを加速

ブラダーラックだけ、あるいはプリムローズだけの摂取でも、ベストプロポーションづくりに大きく貢献してくれます。でも、脚やせに関していえば、どちらかを単独でとるより、いっしょにとることで最大のパワーが発揮されます。それぞれの作用が増強されるばかりか、互いの弱点を完全にカバーしあい、それぞれを別々に摂取した場合にくらべ、下半身太りの解消効果はそれこそ何倍にも膨れあがります。

じっさい、これらの製品を組み合わせてとるようになって、「これまでに経験したことのない絶大な効果がでた」とのうれしい報告がぞくぞく寄せられるようになりました。

私は、モデルや女優志望の方々からのご相談をうける機会がとても多いのですが、ブラダーラックとプリムローズをつかい、下半身やせに成功した、モデル志望の女性からのお手紙を一通ご紹介しておきましょう。

いつもご指導ありがとうございます。私、どうしてもモデルになりたくてオーディションをうけまくっても、不採用ばかり。下半身が太めで、自分に自信がもてないから……。コンプレックスから抜けだしたいと思い、脚やせセットのブラダーラックとプリムローズをつかい、挑戦。もうこれでダメだったらあきらめるしかない、という決死の覚悟で挑戦しました。

食事にも気をつけました。また、アドバイザーから、速足のウォーキングをしたほうが効果が早くでるといわれ、毎朝・夕三十分ずつ歩くようにもしました。これまで、こんなに歩いたことがなかったので、最初の三〜四日はつらく感じましたが、それをすぎると、逆にすがすがしくなりました。ひどかった便秘は解消！　トイレの回数もふえ、汗をかかない体質だったのが、汗もすごくかくようになって……。

脚のだるさがなくなったのは二週間めくらいからです。そのころにはむくみもすっかりとれ、ウォーキングの効果もあって、太ももとお尻まわりが引き締まってきました。二ヵ月頑張って、太もも一〇センチ減！　最近、まわりからも「下半身スッキリしたみたい」といわれるようになりました。やっと自信をもてるようになってきたし、もうしばらく頑張って、またオーディションうけてみます。今度こそ！

（渡辺いずみさん＝仮名　二十二歳）

効果がでる、その他のサプリメント

サプリメントはあくまでも補助的な役割をはたすものでしかありません。ですから、これさえとればすべて解決！　一気にスッキリ！　というわけにはいきません。しかし、自分の努力の結果が表面化するまでの期間を飛躍的にスピードアップしてくれます。効果がなかなか目にみえなければ、努力しようという気持ちもなくなってしまいますものね。

セルライトがある場合はもちろん、どのようなタイプの下半身デブ解消にも、前に述べた「ブラダーラック」と「プリムローズ」は必須です。それ以外の栄養素も食事から十分にとれない、あるいは不足するなら、やはりサプリメントでとるのが賢明《けんめい》ですし、じっさい、効率的です。下半身やせ効果のスピードアップにうまく利用したい、ほかのサプリメントもいくつかご紹介しておきましょう。

●ビタミンC

ビタミンCは、下半身を魅力的に大改造していくうえで、しっかり確保したいビタミンです。ビタミンCは体内のほとんどの代謝にかかわっており、水分バランスのコントロールに重要な役割をもつホルモンの生産にも、脂肪の燃焼にも必要です。

ビタミンCが不足するとコラーゲンをまともにつくれません。セルライト内のコラーゲンの異常増殖もビタミンC不足がかかわっています。まともなコラーゲンがつくれなければ、血管やリンパ管壁は弱くなり、毛細血管は切れやすくなったり、リンパ管がもれやすくなったりもします。損傷組織の改善もできません。これらは、下半身デブを改善しようとする女性にとってマイナス材料ばかりです。

ビタミンCは、こうしたマイナス面を防ぐばかりでなく、強力な活性酸素除去作用により、組織のさらなるダメージを防いでくれます。

アメリカの最新の栄養学では、健康維持に一日三〇〇〇ミリグラムは必要という数字をだしています。ちなみに、これだけの量を食事から摂取しようとしても絶対無理。天然のビタミンCをサプリメントで十分に補うようにしてください。

●プロテイン

タンパク質不足ではセルライトや下半身デブの解消はできません。動物性の良質タンパク質をとろうとすると、どうしても抱きあわせでありがたくない脂肪をとることになります。これでは、効率よく脚やせはできません。そこで、脂肪をふくまず、アミノ酸が理想的なバランスでとれる、超良質のプロテイン製品をうまくつかうことがおすすめです。

食事からタンパク質をとっていると思っている人でも、自分のタンパク質必要量の三分の一程度はアミノ酸バランスの最良なプロテイン製品をとると安心です。私は卵をベースにした「アミノリアル」という製品をよくすすめますが、百点満点のタンパク質といえる製品が、ほかにはないからです。

●消化酵素系サプリ

本来、体内でもっとも有効利用されるはずの良質なタンパク質食品を食べても、きちんと消化・分解されて体内に吸収されなければ、タンパク質本来の働きを期待することはできません。そればかりか、未消化のタンパク質が血液を汚すことになります。体内の細胞に栄養素や酸素がスムーズに届けられない、あるいは老廃物が運びだされないということになりかねません。代謝活動が低下し、冷えが発生したり、損傷組織の修復がうまくいかなくなったり、セルライトをつくりだす条件が勢ぞろいしてしまいます。

このような状態の予防・改善には、タンパク質ばかりか、糖質や脂肪もしっかり事前に消化してくれる、消化酵素系サプリメントが効果を発揮してくれます。

●ビタミンB群

下半身太りで悩んでいる人の多くが、ビタミンB群不足傾向にあるといっても過言ではありません。とくに甘いものやスナック類が好きな女性は、体内でB群がどんどん消耗されるために、これらの不足からむくみやすくなったり、セルライトをつくる大きな原因になっているケースも多いのです。ビタミンB群はチームで働きますので、かならず、B群すべてがとれるBコンプレックスを摂取するか、B群が豊富なビール酵母をとることを心がけてください。

いくら食事の改善をしているつもりでも、このような栄養素が不足していると、効果的にセルライトはとれませんし、脚も細くなってくれません。食生活の改善のサポート役として、サプリメントを賢くつかっていただければと思います。

なお、脚やせのためのサプリメントの相談は、フリーダイヤル0120-362417（NSS）でうけつけてくれますので、自分になにが一番あっているかなど、迷ったときには相談してみるといいでしょう。

下半身やせを促進してくれる一週間メニュー

●味つけは、つねに薄くすることを心がけ、材料そのものの味に慣れましょう。
●朝は、フルーツのみ。生ジュースをつくるのが面倒な場合は、新鮮なフルーツをそのまま食べてもOK。
●昼食・夕食直前には生の野菜ジュースを最低二五〇ミリリットル程度飲みましょう。無理なら消化酵素系サプリ（ウルトラザイム）を。
●煮物のだし汁は、かつお節と昆布、または無塩チキンスープで。
●ご飯はかならず、昆布をつけた水で炊く。できる限り、あずきご飯かひじきご飯にします。
●メニューは入れかえ自由。左記はあくまでも参考です。
●各食に野菜類や海藻がたっぷりのみそ汁をプラスしてもOK。
●間食としてフルーツを食べてかまいません。ただし、食事と一緒ではなく、時間をあけてください。

●プリムローズ、ブラダーラックなどのサプリメントは食事と一緒、あるいは食後すぐにとりましょう。

	朝	昼	夜
日	＊昆布水 生フルーツジュースまたは 果物（ヨーグルト）	ご飯（昆布水で炊く。以下同） さけの酒蒸し（さけ、卵、きのこ、しそ） きゅうりとパイナップルのサラダ	かにちらし（かに、しそ、卵、ひじき、こんにゃく） かぶと豆腐の煮物 わかめとしらすの酢の物
月	昆布水 生フルーツジュースまたは 果物（ヨーグルト）	キャロットジュース あさりご飯（あさり、あさつき、のり、昆布、卵） アボカドとまぐろのあえ物（アボカド、まぐろ、山いも、しそ）	あずきご飯（昆布水） 肉じゃが（豚ロース、じゃがいも、玉ねぎ、しいたけ） おろしあえ（枝豆、わかめ、大根、えび）
火	昆布水	ポテトパンケーキ（じゃが	ご飯（昆布水）

	水	木
生フルーツジュースまたは果物（ヨーグルト）	昆布水 生フルーツジュースまたは果物（ヨーグルト）	昆布水 生フルーツジュースまたは果物（ヨーグルト）
いも、卵、小麦粉） ひじきハンバーグ目玉焼きのせ＋たけのこソース パパイヤボートサラダ（パパイヤ、キウイ、わかめ、ごま）	ご飯（昆布水） 炒り豆腐（豆腐、ごぼう、にんじん、長ねぎ、卵、パセリ） かぼちゃとあずきのピリ辛煮	小松菜とにんじんのジュース 菜飯（ご飯、春菊、しらす、くちなしの実、黒ごま、薄焼き卵） 五目豆（大豆、昆布、ごぼう、れんこん、ゆでたけ
白身魚のレモン蒸し（にんにく、白身魚、レモン、生しいたけ） ひじきと切り干しの炒り煮 冷やしトマトときゅうり	ひじきご飯 鶏肉と大根の煮物 いか納豆 小松菜のごまあえ	あずきご飯 たらと豆腐の煮物 からしあえ（あさり、キャベツ、長ねぎ、わかめ）

		のこ、にんじん、干ししいたけ、こんにゃく）	
金	昆布水 生フルーツジュースまたは果物（ヨーグルト）	グリーンアスパラガスとにんじんのジュース あずきご飯 ミートボールとひじきの煮物 寄せわかめ（貝割れ菜、わかめ、寒天、みそ）	ご飯（昆布水） 白菜と芝えびのくず煮 ブロッコリーのサラダ（ゆで卵、しそ、ごま）
土	昆布水 生フルーツジュースまたは果物（ヨーグルト）	山菜ピラフ（しめじ、ぜんまい、栗、昆布、あずき、さやいんげん、ごま） グリーンアスパラガスのサラダ 白滝とたらこの炒り煮	あずきご飯（昆布水） 蒸し豚（ヒレ肉、にんにく、栗、パイナップル、ゆで卵） キャベツのサワークラウト風

＊昆布水　板昆布を適当な大きさに切ってグラス一杯の水につけ、ラップをして一晩おいたものを朝飲むとよい。海藻は水分代謝をうながしてくれ、便秘の改善にも効果を発揮してくれる。

あとがき

私が東京の原宿に、はじめてエステティックサロンをオープンしたのは、もう二十五年近く前のことです。当時はまだ、「エステ」という言葉を知る人は少なく、「有閑マダムのための全身美容」というのが、一般的なイメージでした。

そんななか、私のサロンは「部分やせ」を大々的に打ちだしたことで、十代後半から、二十代の若い女性たちが押しよせました。もちろん三十代以上、上は七十五歳までの女性たちも「やせたい！」ということでサロンを訪ねてきました。「おなかのお肉をどうにか落としたい」という女性たちもいましたが、さほど多くはなく、九〇パーセント以上の圧倒的大多数が〝下半身デブ〟解消を目指していました。

一口に下半身太りといっても、いろいろな状態のものがあります。ふくらはぎだけ異常に太い、お尻から太ももにかけてボテッとお肉がついている、脚全体がしまりなく、ぶよぶよしている、パンパンに張っている……。

みてくれは違っても、その状態をかかえる人にとっては大きな悩みのタネであることに違いはありません。どうにかスッキリした下半身、魅力的な美脚を自分のものにしたいと思う気持ちはみんないっしょだったと思います。

あれから四半世紀たちましたが、いまだに女性の悩みはかわっていないようです。いや、むしろ、欧米の食生活パターンが一般化したことで、厄介《やっかい》なセルライトをかかえる女性が急速にふえ、悩みはますます深刻化しているはずです。にもかかわらず、自分の体内でセルライトが進行していることに気づかず、セルライト解消とはほど遠いダイエットや間違ったケアばかりを繰り返している人がほとんどのようです。

単に下半身への脂肪や水分の蓄積による下半身太りなどと違い、セルライトは毛細血管の損傷、血行不良、リンパ液や老廃物、余分な水分の蓄積など、あらゆる要素が絡みあっており、通常のダイエットや運動療法、トリートメントではビクともしません。

これを打破し、魅力的な美脚を手に入れるには、これまでお話ししてきた食習慣の改善をベースに、ＡＩＳ、アロマテラピー、リフレクソロジー、そしてサプリメントを組み合わせたプログラムを実行するしかありません。

繰り返しますが、セルライトを伴った下半身デブは、ちょっとやそっとでは改善されません。そして厄介なことに、放っておけば、セルライトはかならず進行します。状態が進めば進むほど、改善はむずかしく、時間もかかるようになります。いかに早くセルライトの兆候に気づき、食生活の改善、そして適切なケアをはじめるかが勝負！　といえるのです。

この本を手にしたあなたは、ゴールデンプロポーションに一歩近づきました。本書でお話ししたことをしっかり守って実行することで、だれよりも早く、確実に美しい脚を手に入れることができるはずです。ぜひ、頑張っていただきたいと思います。

私はhttp://www.nsbeauty.comで、ナターシャ・タイムスというコーナーを担当しており、月に一回、内容を更新しています。下半身やせについてはもちろん、ダイエットや健康維持に関する正しい情報収集にも、ぜひ役立てていただきたいと思います。

私は現在、サロンなどで個人的にダイエットのご相談をうけてはいませんが、このサイトを通じてのご質問にはお答えしています。ask_natasha@nstimes.infoへのメールでもかまいません。自分一人で悩んで、意味のない努力をしたり、とんでもないダイエットに飛びつく前に、一度ご相談いただければと思います。

下半身デブの悩みが解消したら、人生変わった！　そんな女性が、一人でもふえてくれることを心から願っています。

本作品は当文庫のための書き下ろしです。

ナターシャ・スタルヒン—1951年、元巨人軍スタルヒン投手の長女として東京都に生まれる。日本航空スチュワーデス、外資系企業の秘書、外語学院学院長などを経て、1979年、ビューティ&ダンディを設立、代表取締役に就任。ホリスティック栄養学修士、血液栄養分析士インストラクターとして活躍。執筆、講演活動のかたわら、アメリカのCLAYTON COLLEGE OF NATURAL HEALTH（クレイトン・ナチュラルヘルス大学）にて博士号取得を目指している。
著書には『ごはんを食べてやせなさい』『下半身がみるみるやせる』（以上、徳間書店）、『DNAバランスダイエット』（ベストセラーズ）、『やせたい部分は思いのまま』（主婦と生活社）、『顔・お腹・太ももの脂肪を落とす部位別食べ方』（青春出版社）、『アミノ酸で10歳若返る』（講談社＋α新書）、『週末たちまちダイエット』（講談社＋α文庫）などがある。

講談社+α文庫 セルライトがすっきり 美脚痩身術《びきゃくそうしんじゅつ》

ナターシャ・スタルヒン ©Natasha Starffin 2003

2003年6月20日第1刷発行
2014年9月1日第27刷発行
発行者——鈴木 哲
発行所——株式会社 講談社
東京都文京区音羽2-12-21 〒112-8001
電話 出版部(03)5395-3529
販売部(03)5395-5817
業務部(03)5395-3615
カバー写真——The Copyright Group/amana images
本文イラスト——SATOMI
デザイン——鈴木成一デザイン室
カバー印刷——凸版印刷株式会社
印刷——豊国印刷株式会社
製本——株式会社国宝社

落丁本·乱丁本は購入書店名を明記のうえ、小社業務部あてにお送りください。
送料は小社負担にてお取り替えします。
なお、この本の内容についてのお問い合わせは
生活文化第二出版部あてにお願いいたします。
Printed in Japan ISBN4-06-256749-0
定価はカバーに表示してあります。

講談社+α文庫 ©生活情報

書名	著者	内容	価格
*フルーツで野菜で！生ジュースダイエット	ナターシャ・スタルヒン	1日1杯できれいにやせる。酵素が髪・爪・肌をケアしトラブル解消、体の中からピカピカに	838円 C 58-3
キッチンに一冊 食べものくすり箱	阿部絢子	キッチンの身近な食材には驚くほどの薬効が。健康、ダイエット、美肌は毎日の食事から!!	880円 C 63-1
家事名人の生活整理術	阿部絢子	イライラした心と、片づかない家はストレスのもと。モノと人への依存をやめて生活革命	686円 C 63-2
誰にでもできる「気」のコツのコツ	安田隆	不調を乗り切り、健康をきわめるコツをイラスト入りで紹介。すぐに効く元気の特効薬！	648円 C 73-2
*佐伯チズ メソッド 肌の愛し方 育て方 今までだれも言わなかったスキンケアの新提案50	佐伯チズ	カリスマ美肌師が、毛穴やシミなど全女性が抱く肌の悩みに簡単・即効ケア法を大公開	552円 C 84-1
頼るな化粧品！ 顔を洗うのをおやめなさい！	佐伯チズ	今さらだれも教えてくれないスキンケアとメイクの基本。知った人からきれいになれる！	552円 C 84-4
女の人生は45歳から！ 佐伯チズの幸福論	佐伯チズ	夢はクスリ、あきらめは毒。仕事も人づき合いもお金もどんどん好転する！ 生き方読本	619円 C 84-8
天才の創りかた 脳を鍛えて進化させる方法	川島隆太	「頭のいい、悪い」は、遺伝子では決まりません。それは日々の脳の使い方しだいです	724円 C 87-2
*だれでも「達人」になれる！ ゆる体操の極意	高岡英夫	真剣にやっかいなコトに取り組む体験＋《プラス》ゆるんだ身体が人生を開く！ ゆる原点の名著!!	648円 C 94-1
究極の身体《からだ》	高岡英夫	「ゆる体操」創始者の驚異の身体理論、待望の文庫化！ 身体の使い方が変わってくる！	838円 C 94-3

*印は書き下ろし・オリジナル作品

表示価格はすべて本体価格（税別）です。本体価格は変更することがあります

講談社+α文庫 ©生活情報

＊図解 マナー以前の社会人常識　岩下宣子
いざというとき迷わずに！　豊富な事例とイラストで学ぶ、初級の作法、基本の一冊!!
648円 C 95-1

＊図解 マナー以前の社会人の基本　岩下宣子
ベストセラーマナー集第2弾。思いやりの気持ちが相手に伝わる。そんな素敵な人生を!!
648円 C 95-2

一行で覚える できる大人のふるまい方　岩下宣子
たった一行で、知っておくべき作法が完璧にわかる。マナーのプロが教える大人の礼儀！
600円 C 95-3

＊落合務の美味パスタ　落合務
うまいパスタは自分で作る！　あの「ラ・ベットラ」の超人気39品をオールカラーで紹介
648円 C 97-1

＊「辻調」直伝 和食のコツ　畑耕一郎
プロ直伝だから、コツがよく分かる、おいしく作れる。家族が喜ぶ自慢の一品を覚えよう
648円 C 98-1

＊山本麗子の小菜《おかず》手帖　山本麗子
簡単なのに本格派の味！　さっと作れてすぐおいしい、小さいおかずと酒の肴《さかな》の決定版！
648円 C 99-1

＊平野レミの速攻ごちそう料理　平野レミ
レミ流で料理が楽しい、おいしい！　一見豪華なメニューが簡単にサッと作れるレシピ集
648円 C 104-1

＊KIHACHI流野菜料理12カ月　熊谷喜八
旬の野菜を自由自在に料理する！　キハチ総料理長・熊谷喜八が贈る、自慢のレシピ46品
648円 C 105-1

＊井上絵美の素敵なおもてなし　井上絵美
見た目も味も本格派のパーティー料理が簡単に作れる！　独自のおしゃれアイディア満載！
648円 C 108-1

＊片岡護の絶品パスタ　片岡護
イタリアンの王道〝パスタ〟を極める渾身のレシピ＆エッセイ集。自筆カラーイラストも必見
648円 C 109-1

＊印は書き下ろし・オリジナル作品

表示価格はすべて本体価格（税別）です。本体価格は変更することがあります

書名	著者	内容	価格
*年金・保険・相続・贈与・遺言 きほんの「キ」	岡本通武＋「みんなの暮らしと税金」研究会	プロがわかりやすく答える、暮らしの不安！お金のモヤモヤを解決しておトクをゲット！	648円 C 119-1
*生涯、美しくて幸福な人になる！ 顔2分・体5分！ フェロモン・ダイエット	吉丸美枝子	自分の顔は変えられる！ 顔はオードリー、体はモンローに変身して幸福になった秘訣！	648円 C 126-1
20歳若くなる！ フェロモンボディのつくり方	吉丸美枝子	誰でも美乳・美尻に変身！ 年齢を重ねるほどに美しくなる人のボディメイクの秘密	552円 C 126-2
*今夜も一杯！ おつまみ手帖 有名料理家競演	講談社 編	有名料理家11名の簡単おつまみレシピが143！ お酒がどんどんすすみそう！	667円 C 128-1
子育てはキレない、あせらない	汐見稔幸	文字や言葉を早く覚えさせるより子どもの豊かな育ちを見守りたい。子育てを楽しむ秘訣が満載	648円 C 129-1
女子力アップ 美人作法100	渡辺みどり	ほんのささいなことで、周囲と差をつける技術を皇室取材歴50年の著者が伝授。母娘必読	619円 C 131-1
奇跡の「きくち体操」	菊池和子	若さと健康を生涯守れるすごいメソッド「きくち体操」の考え方、厳選体操。すぐできる！	648円 C 132-1
「和のおけいこ」事始め 書道から仏像鑑賞まで35の手習い	森荷葉	学びたい、そう思ったら始め時。気軽におけいこをしませんか？ 入門のそのまた入門編	619円 C 134-1
ポケット版 庭師の知恵袋 プロが教える、人気の庭木手入れのコツ	日本造園組合連合会 編	初心者でもできる庭木の剪定と手入れのコツをプロの含蓄ある言葉とイラストで紹介	705円 C 135-1
まねしたくなる 土井家の家ごはん	土井善晴	本当においしいそうめん、素晴らしくうまいポテトサラダ……。これぞ魅惑の家ごはん	648円 C 136-1

*印は書き下ろし・オリジナル作品

表示価格はすべて本体価格(税別)です。本体価格は変更することがあります

講談社+α文庫 ©生活情報

- **よりぬき 医者以前の健康の常識** 平石貴久
  その健康法、逆効果かも。ケガや病気への対処法から、良い病院選びまでの最新常識集！
  533円 C 137-1
- **よりぬき グルメ以前の食事マナーの常識** 小倉朋子
  箸の上げ下ろしから、フレンチ・中華・イタリアンのフルコースまで、どんと来い！
  533円 C 138-1
- ***暮らしBefore／After すぐ役立つ！裏ワザ88** 生活の知恵研究会
  美容、掃除、洗濯、収納、料理、すべて実証済みのワザばかり。時短にも役立つ主婦の知恵袋
  552円 C 139-1
- **ポケット版 開運ご利益参り** 武光誠 編著
  神社や寺の効果的な参拝方法から、完璧なアフターフォローまでの秘訣で、願いが数倍叶う！
  552円 C 140-1
- **ポケット版 名人庭師 果樹の知恵袋** 井上花子
  庭植えから鉢植えまで、人気の果樹45種を育てて楽しむテクニックを名人庭師が伝授！
  667円 C 141-1
- **5分若返り宝田流美顔マッサージ** テレビ・雑誌で話題！ 10年前の顔になる!! 宝田恭子
  テレビ・雑誌で話題騒然。歯科医師の立場から得た独自の若返りメソッドを伝授！
  552円 C 142-1
- **よりぬき 仕事以前の社会人の常識** 西松眞子
  名刺交換、電話の応対、トラブル処理など、ビジネスシーンでの常識を一冊で網羅！
  533円 C 143-1
- **よりぬき そうじ以前の整理収納の常識** 本多弘美
  時間がなくても収納スペースが足りなくても。きれいな部屋をつくるテクニック満載！
  533円 C 144-1
- **世界で通用する子供の名前は「音」で決まる** 宮沢みち
  名前の音で「能力と性質」がわかる。音の循環を知って「自分を生かす」開運の姓名判断
  648円 C 145-1
- ***よりよく生きる 手相** 未来をズバリ！読み解く 宮沢みち
  手には自分の使命が刻まれている。手のひらの線と手の形、指、ふくらみでわかる開運法
  648円 C 145-2

*印は書き下ろし・オリジナル作品

表示価格はすべて本体価格(税別)です。本体価格は変更することがあります

講談社+α文庫 ©生活情報

イラスト版 ベランダ・庭先で楽しむはじめての野菜づくり	相川未佳 出川博栄	1㎡あれば野菜づくりは楽しめる！ 成功&失敗から学んだプランター栽培のコツ満載！	705円	C 146-1
「樹医」が教える庭木の手入れの勘どころ	山本光二	庭の樹木を美しく丈夫に育てる知恵と技とコツを「樹医」の第一人者がはじめて直伝	667円	C 148-1
よりぬき 調理以前の料理の常識	渡邊香春子	まずそろえるべき調理道具から、基本食材の扱い方、定番レシピまでを完全網羅の一冊！	533円	C 149-1
小笠原流礼法 誰からも好かれる社会人のマナー	小笠原敬承斎	おじぎのしかたから慶弔の心得まで、品格ある女性になるための本物のマナーブック	533円	C 150-1
よりぬき 運用以前のお金の常識	柳澤美由紀	今さら人に聞くのは恥ずかしいくらい、超基本の常識から、あらためてやさしく解説！	533円	C 151-1
日本ローカルごはん紀行 47都道府県とっておきの一膳	向笠千恵子	日本の伝統食文化研究の第一人者がおくる、各地で愛されているローカル米料理のルポ	552円	C 152-1
花木と果樹の手入れQ&A集 家庭で人気の庭木95種	高橋栄治	植木の花を毎年咲かせ実をならせるための手入れを分かりやすく解説したQ&A集	686円	C 153-1
1日10分で絵が上手に描ける練習帳	秋山風三郎	物の形を○△□などでとらえて、描き順どおりに練習すれば、絵は上手になる	571円	C 154-1
19時から作るごはん	行正り香	「少ない材料と道具で、調理は短時間に」をモットーにした行正流11メニューを紹介	648円	C 155-1
最短で結果が出る最強の勉強法	荘司雅彦	年収7000万円の超カリスマ弁護士が編み出した、ビジネスマンのための最強勉強法	762円	C 156-1

＊印は書き下ろし・オリジナル作品

表示価格はすべて本体価格(税別)です。本体価格は変更することがあります

書名	著者	内容	価格	番号
知ってるだけですぐおいしくなる! 料理のコツ	左巻健男 稲山ますみ 編著	肉は新鮮じゃないほうがおいしい? 身近な料理の意外な真実・トクするコツを科学で紹介!	590円	C 175-1
腰痛は「たった1つの動き」で治る!	吉田始史 高松和夫 監修	ツライ痛みにサヨナラできる、「たった1つの動き」とは? その鍵は仙骨にあった!	552円	C 176-1
首・肩・ひざの痛みは「温めて」治す!	吉田始史 高松和夫 監修	誰でも簡単に、悩みとなっている「痛み」を軽減し、さびない体づくりを実践できる!	580円	C 176-2
理論派スタイリストが伝授 おしゃれの手抜き	大草直子	大人気スタイリストが雑誌では語れない本音を大公開。センスがなくてもおしゃれになれる!	580円	C 177-1
理論派スタイリストが伝授 大人のおしゃれ練習帖	大草直子	ワードローブの作り方や、体型の活かし方など知ればおしゃれが楽しくなるアイディアが満載!	580円	C 177-2
朝ジュースダイエット 酵素の力でやせる!	藤井香江	朝食をジュースにかえるだけで、半年で20kgの減量に成功! やせるジュース67点を紹介	648円	C 178-1
強火をやめると、誰でも料理がうまくなる!	水島弘史	気鋭のシェフが辿り着いた、科学的調理術。たった3つのルールで、美味しく作れる!	650円	C 179-1
本当に知りたかった 美肌の教科書	山本未奈子	日本人の知らない、正しい美容法。これまでの習慣と思い込みを捨てれば、美肌は簡単!	562円	C 180-1
髙橋ミカ流 毒出しスリムマッサージ	髙橋ミカ	体の毒素を流せば、誰でも美ボディ・美肌に! ゴッドハンドが教える究極のマッサージ術	570円	C 181-1
お金に愛される人、お金に嫌われる人	石原加受子	「自分の気持ち」を優先すると、一生お金に困らない! 自分中心心理学でお金持ちになる	600円	C 182-1

＊印は書き下ろし・オリジナル作品

表示価格はすべて本体価格(税別)です。本体価格は変更することがあります

錯視で大人の脳トレーニング
篠原菊紀 監修 グループ・コロンブス 編
自分の目に自分の脳が騙される錯視クイズ69。面白体験で脳トレーニング!
580円 C 183-1

家計簿をつけなくても、お金がどんどん貯まる!
野瀬大樹 野瀬裕子
現役公認会計士夫婦が、1年で貯金を100倍、生活費を半減させた、革命的な貯金術
620円 C 184-1

病気になりたくなければふくらはぎを温めなさい
関 博和
ふくらはぎを温めるだけで体温が上がり、免疫力アップ。簡単で確実な、全身健康法
580円 C 185-1

55歳からはお尻を鍛えれば長生きできる
武内正典
一生寝たきりにならず、自分の足で歩き続けるために。高齢者のためのトレーニング術
580円 C 186-1

本物のダイエット 二度と太らない体のつくり方
佐藤義昭
加圧トレーニング発明者が自らの体を実験台にしてたどりついた真の法則を公開!
650円 C 187-1

旧暦で日本を楽しむ
千葉 望
正月、節分、お花見、七夕、酉の市……かつての暦で日本古来の暮らしと景色を取り戻す
690円 C 188-1

＊印は書き下ろし・オリジナル作品

表示価格はすべて本体価格(税別)です。本体価格は変更することがあります

講談社+α文庫 Ⓐ生き方

書名	著者	内容	価格	番号
「老いる」とはどういうことか	河合隼雄	老いは誰にも未知の世界。臨床心理学の第一人者が、新しい生き方を考える、画期的な書	640円	A 122-4
母性社会日本の病理	河合隼雄	「大人の精神」に成熟できない、日本人の精神病理、深層心理がくっきり映しだされる！	880円	A 122-5
カウンセリングを語る㊤	河合隼雄	カウンセリングに何ができるか!? 第一人者による心の問題を考えるわかりやすい入門書	840円	A 122-6
カウンセリングを語る㊦	河合隼雄	心の中のことも、対人関係のことも、河合心理学で、新しい見方ができるようになる！	780円	A 122-7
源氏物語と日本人 紫マンダラ	河合隼雄	母性社会に生きる日本人が、自分の人生を回復させるのに欠かせない知恵が示されている	880円	A 122-9
こどもはおもしろい	河合隼雄	こどもが生き生き学びはじめる！ 親が子育てで直面する教育問題にやさしく答える本！	781円	A 122-10
ケルトを巡る旅 神話と伝説の地	河合隼雄	自然と共に生きたケルト文化の地を巡る旅。今、日本人がそこから学ぶこととは——？	710円	A 122-11
天才エジソンの秘密 失敗ばかりの子供を成功者にする母との7つのルール	ヘンリー幸田	エジソンの母、ナンシーの7つの教育法を学べば、誰でも天才になれる！	705円	A 123-1
チベットの生と死の書	ソギャル・リンポチェ 大迫正弘 三浦順子＝訳	チベット仏教が指し示す、生と死の意味とは？ 現代人を死の恐怖から解き放つ救済の書	1524円	A 124-1
身体知 カラダをちゃんと使うと幸せがやってくる	内田樹 三砂ちづる	現代社会をするどく捉える両著者が、価値観の変化にとらわれない普遍的な幸福を説く！	648円	A 125-1

＊印は書き下ろし・オリジナル作品

表示価格はすべて本体価格（税別）です。本体価格は変更することがあります